　高いレベルの意識波動ゾーンと繋がった時に起きる、
人間の視覚ではキャッチすることができない光が、
レンズを通して捕らえた瞬間の光。
　キャッチできた瞬間の著者の心の状態は、
魂の喜悦のピークであり、
このような状況の時に起きている。

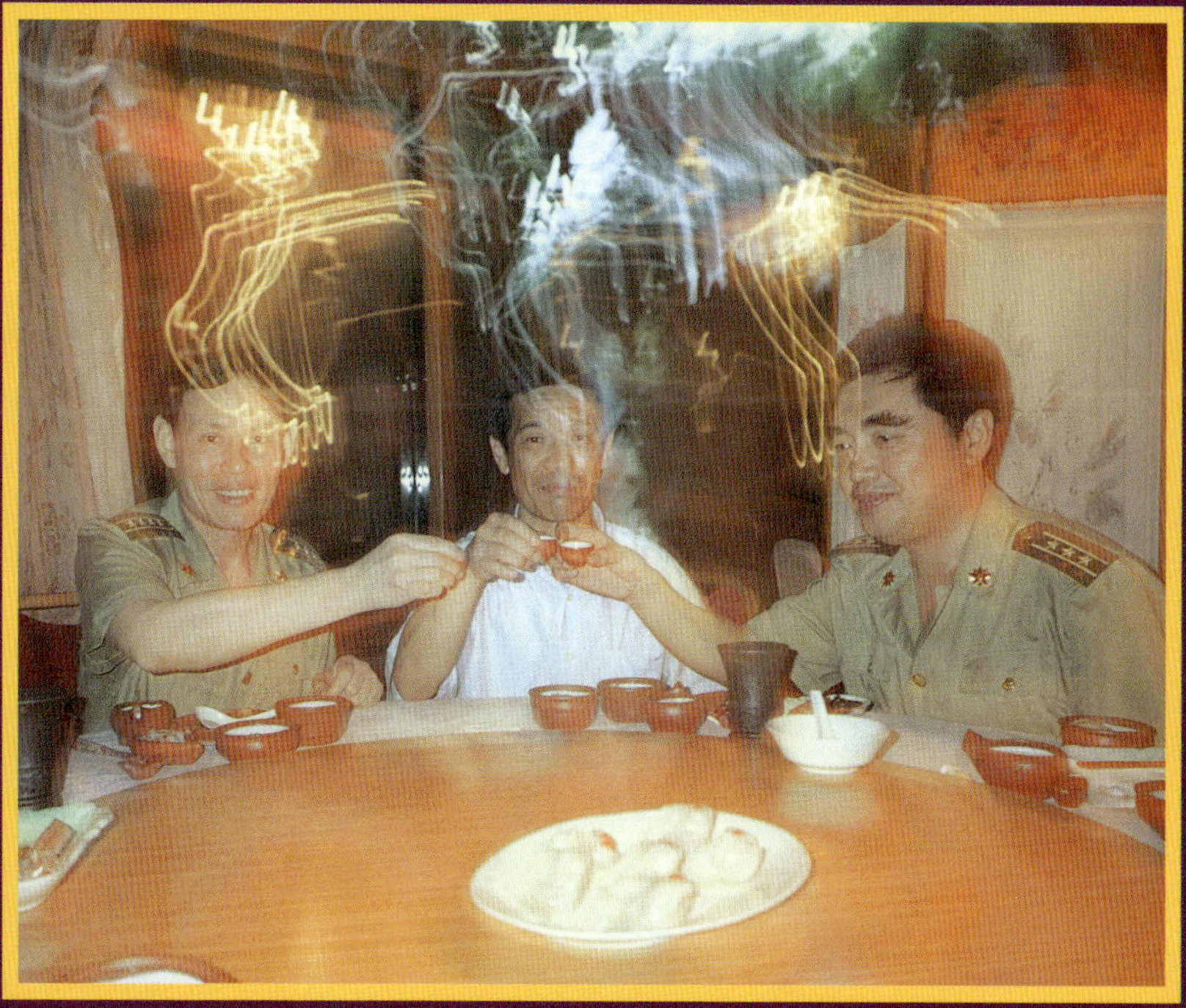

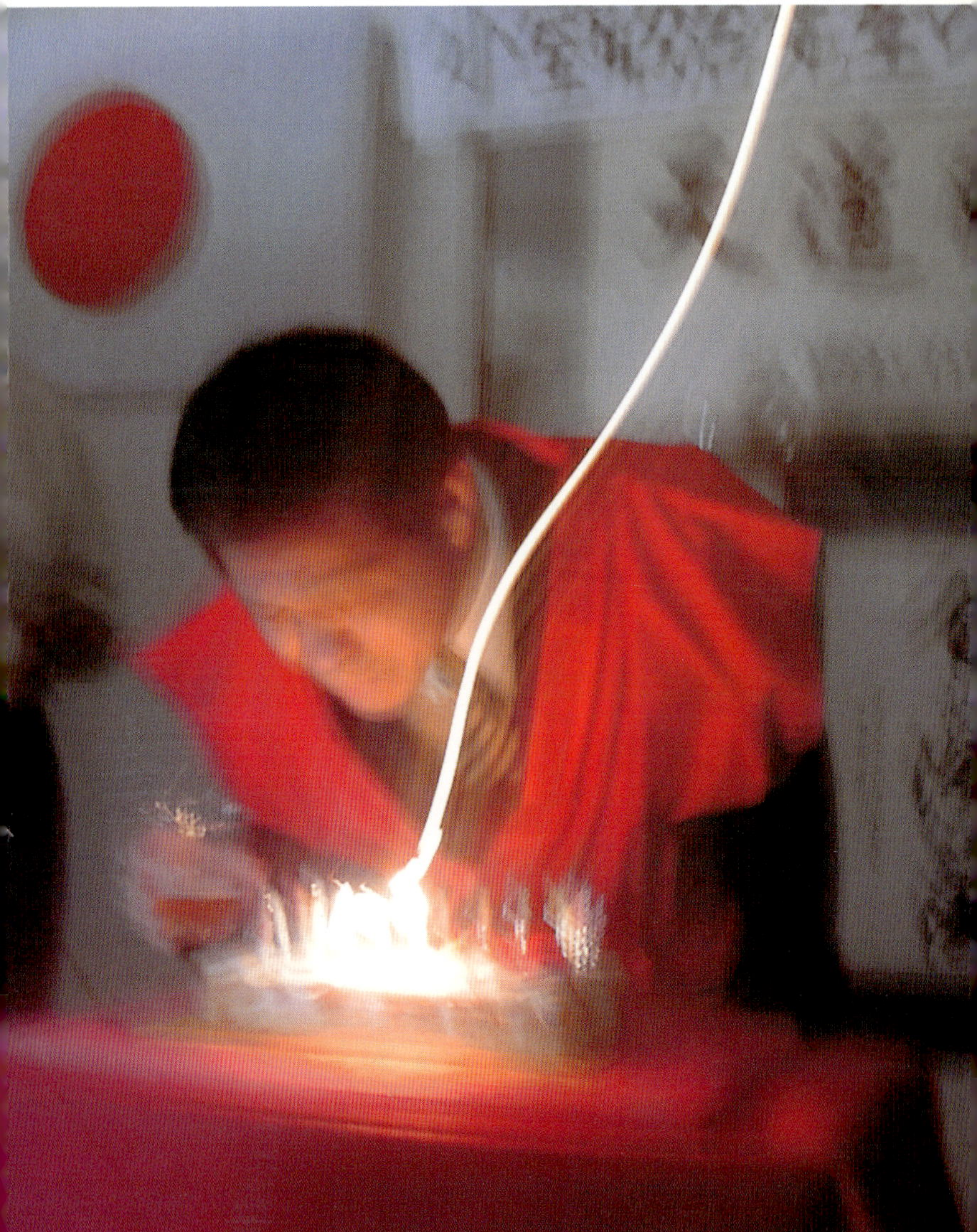

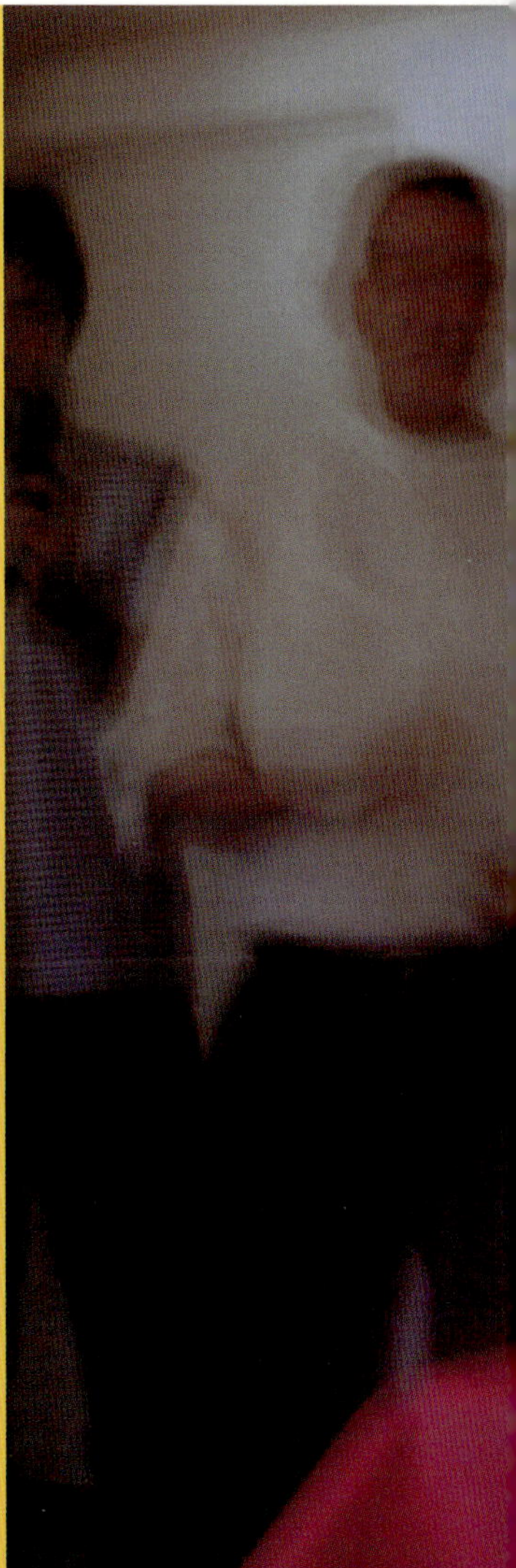

還暦のお祝い
（平成16年9月25日学院内で、
かつて味わったことのない
魂からの感激でいっぱい）

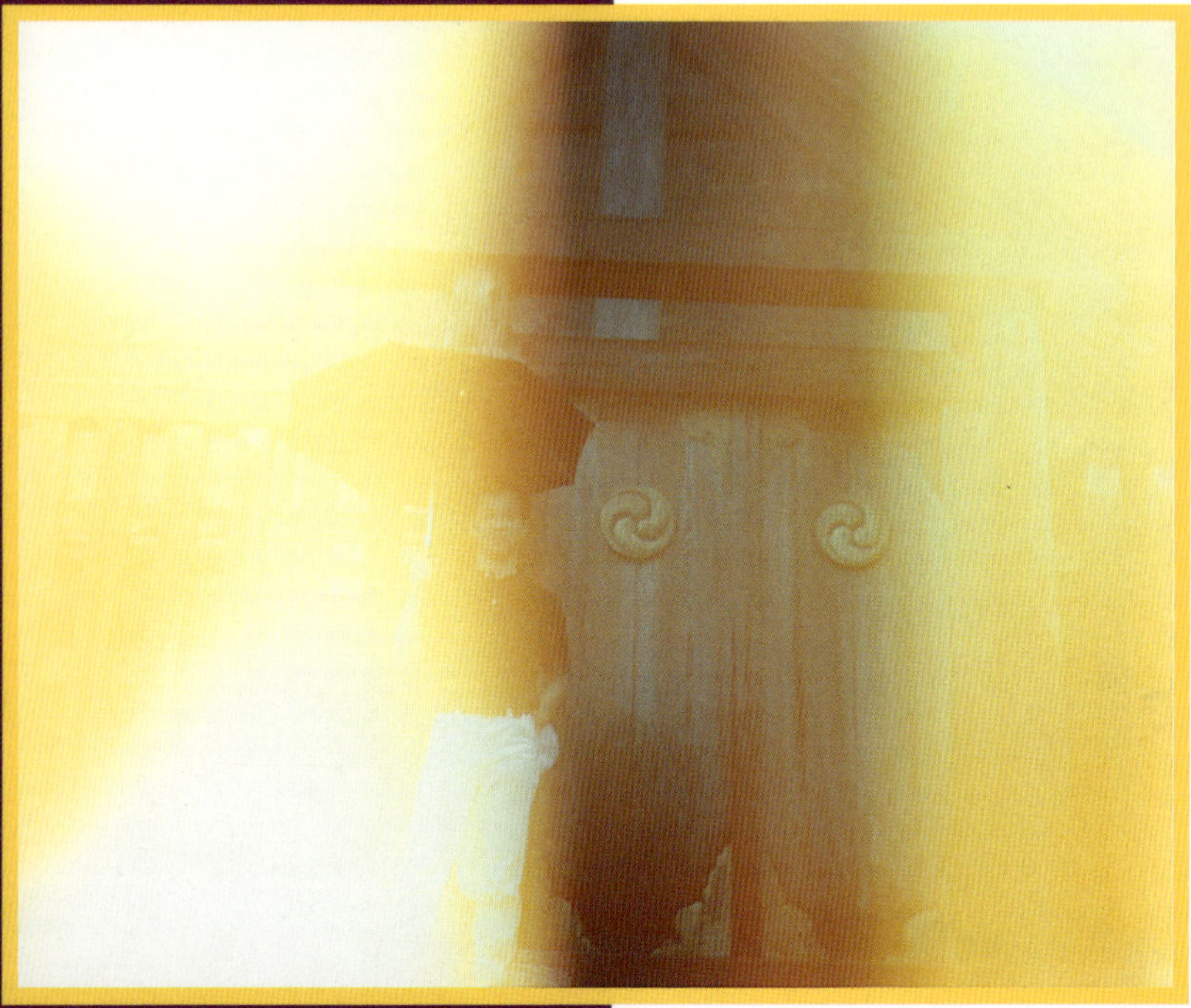

大山山頂のお社の前で
（嵐の中を登りきる。
やり遂げた感激で一杯）

小室家代々のお墓参り
（私の家族全員が初めて
揃ってお参りでき感激）

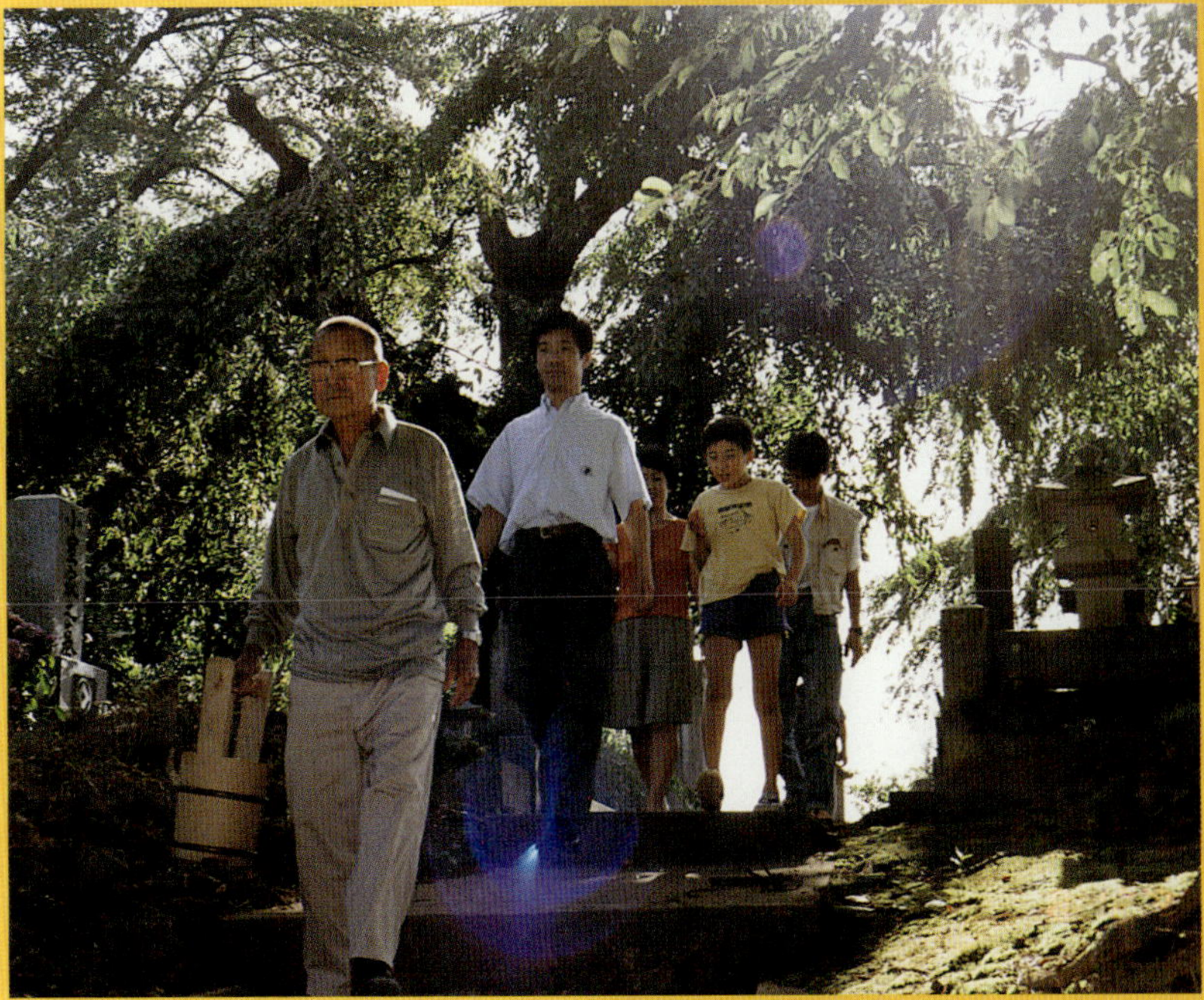

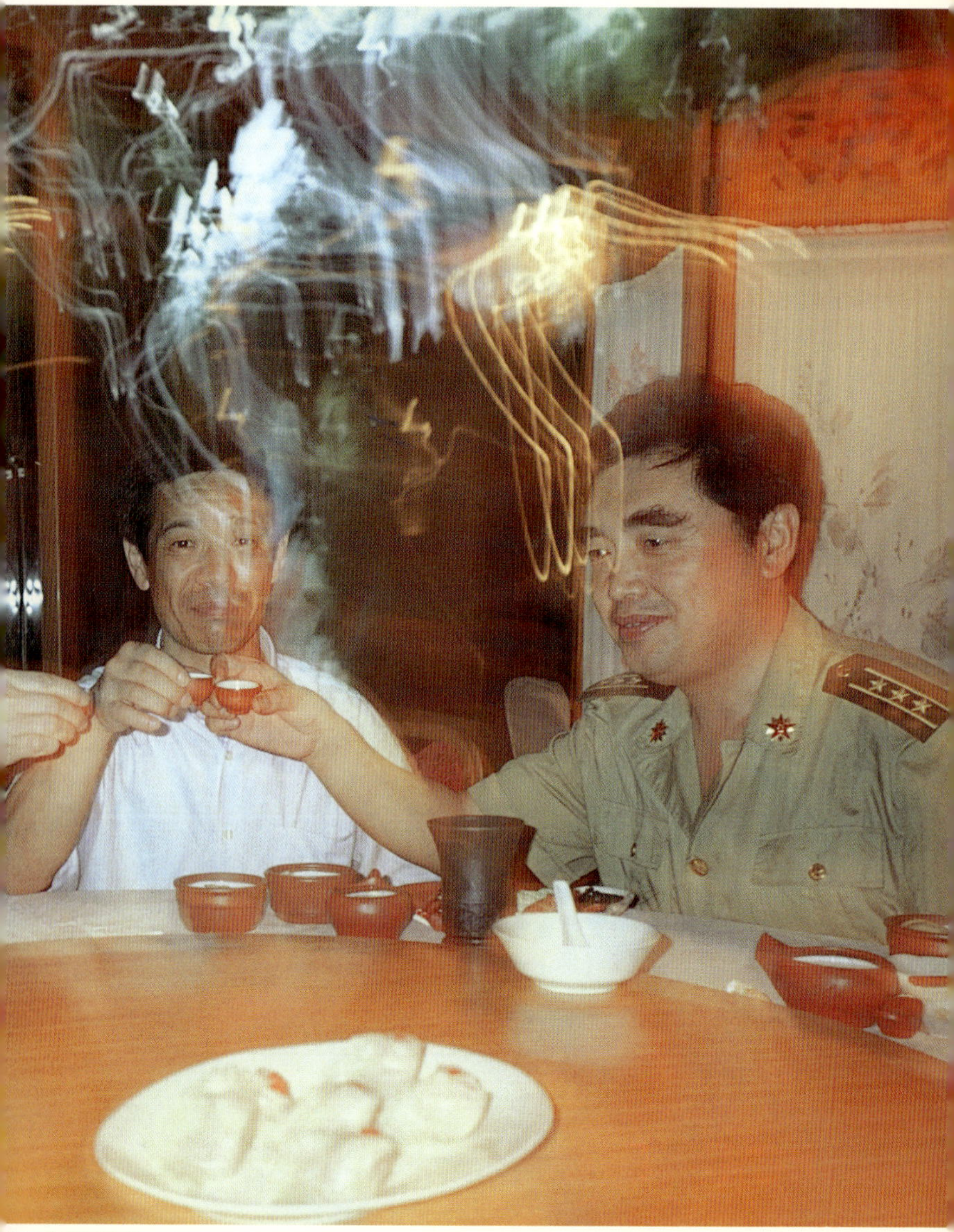

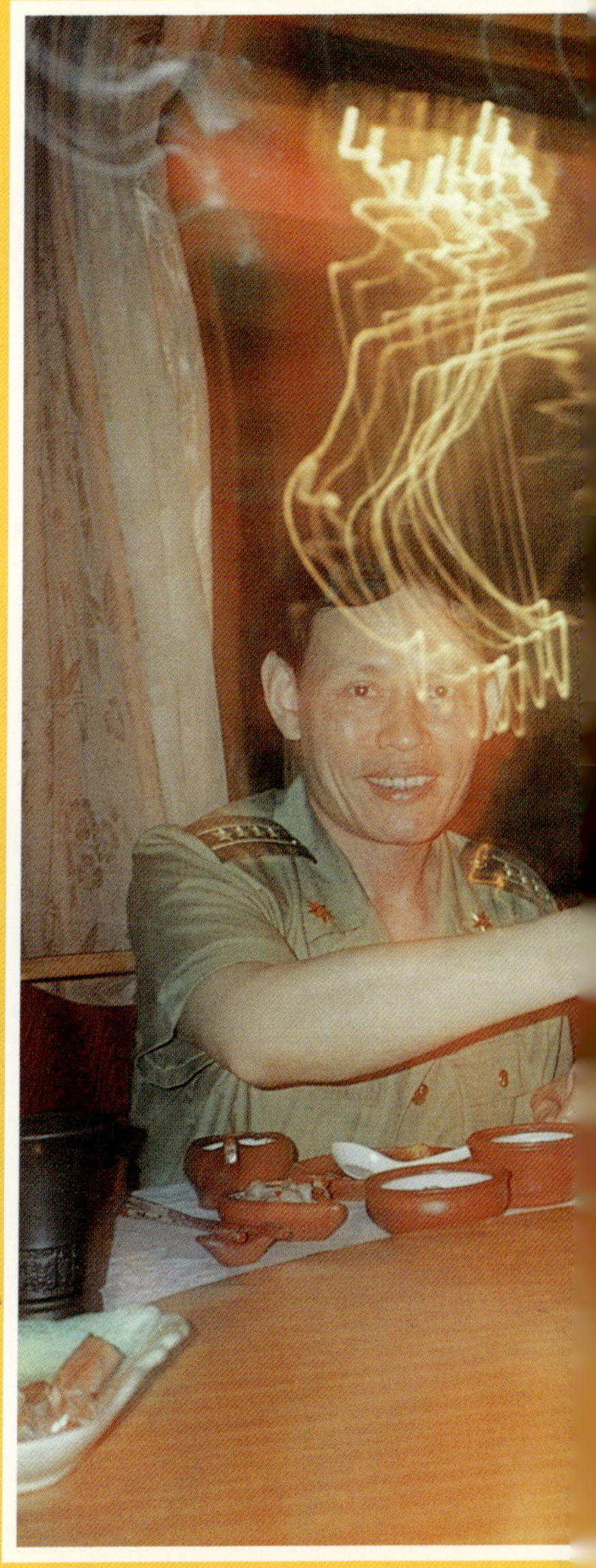

中国上海第2軍医大学猿副学校長と
(お別れ晩餐会、感激しています)

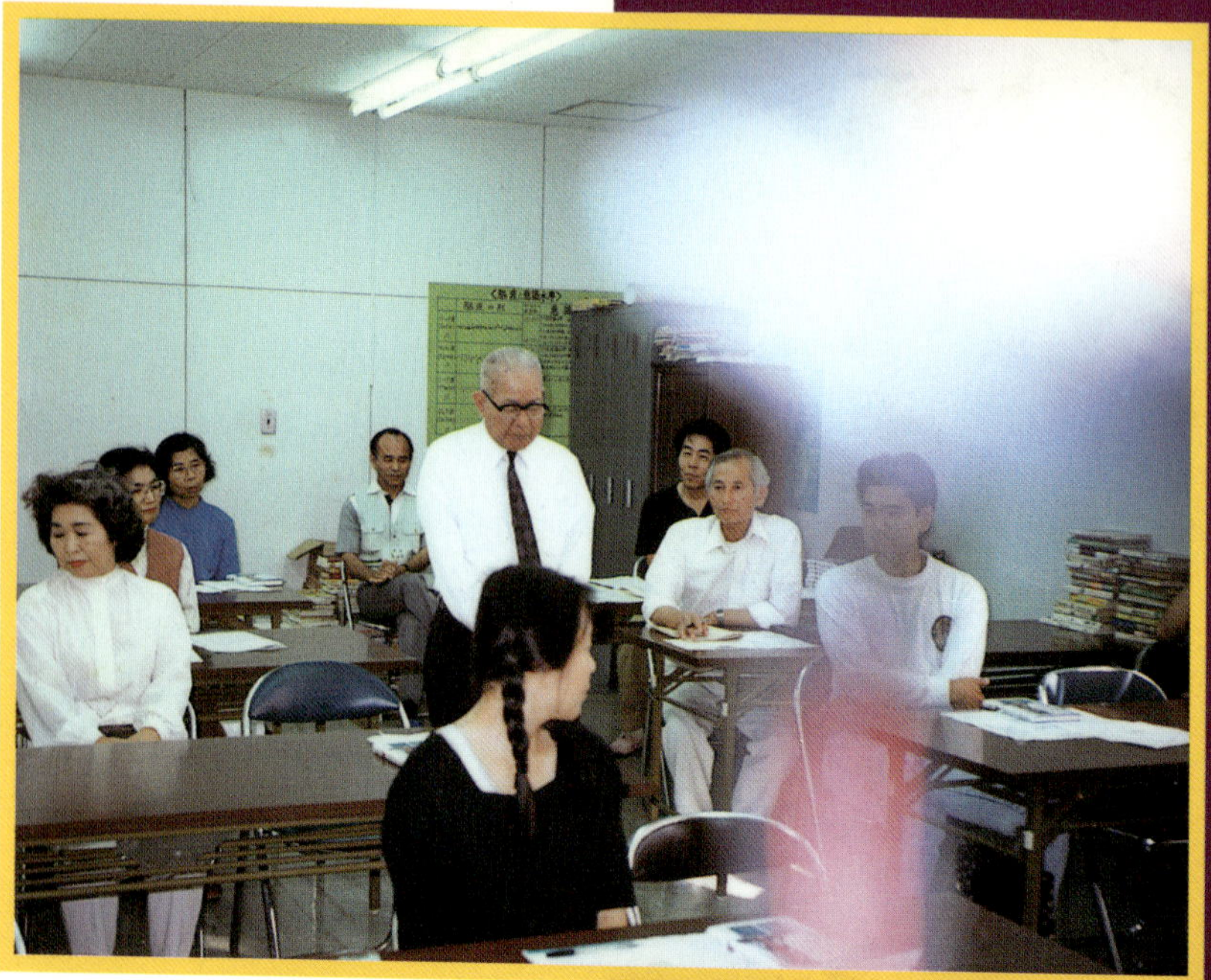

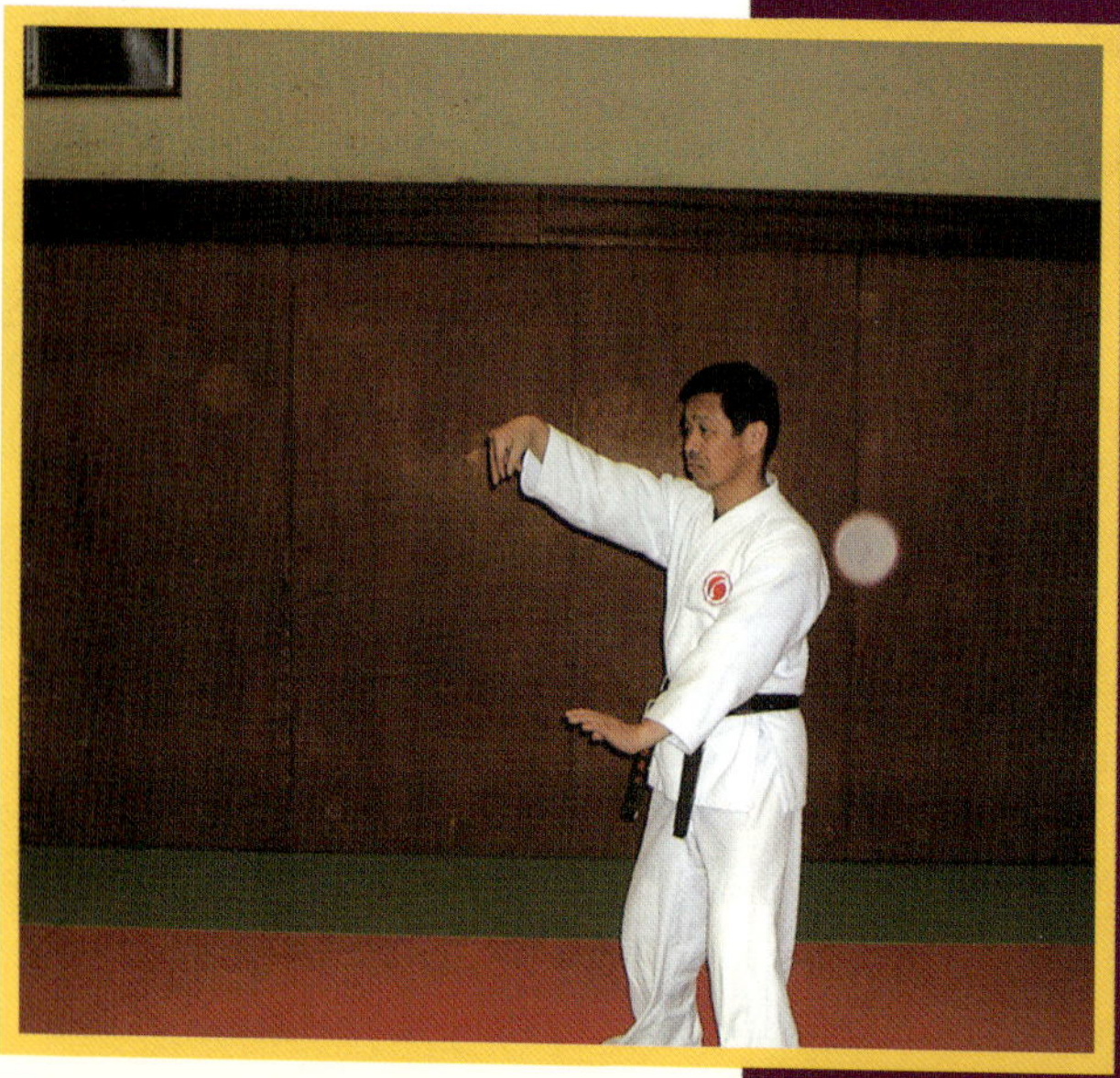

沖縄の勉強会で（光の手前に私がいます。
沖縄の人達との交流に感激しています）

激しい稽古の後、心静かに受手の練習を
している時に数個の「玉ゆら」をキャッチ。

自然波動法学院
学院長
小室昭治

心身《こころ》を癒《いや》す
今世紀最大の波動
自然波動法

元就出版社

はじめに―出会いの尊さ―

一九九一年『心身を癒す自然波動法』の初版発刊以来、十四年が経ちました。この間には多くの人との出逢いがあり、多くのものを学ぶことができました。時には笑い、時には共に涙するという共鳴し合う波動の中で、話は個々から始まり、どんどん盛り上がり宇宙まで広がっていきました。自分を見つめ直し、人としての心の在り方にまで及び、改めて出逢いの尊さを今さらながらかみしめております。

この自然なる波動が自然治癒力を増して、肉体と心の行き詰まりを開き、その方の魂を癒し、霊性までをも高めるという画期的な施療波動であることを確信いたしました。

波動といいましても、あまりにも漠然として分かりにくいと思います。そこで簡単に述べてみたいと思います。

一般的に認知できます波動の中には、空間で生じた状態の変化が波のように周囲に伝わっていく現象【弾性波（水の波、音波、地震波など）】【電磁波（光、X線、紫外線など）】があります。

●波動の発信側と受信側

私たちが日常、体験をし、体感している中では地震による音波や振動波が分かりやすいと思います。

その地震による波を、科学的に捕らえようとして地震計が考案されました。地表の振動を記録する機械で周波数、波長、波形、振幅などが記録されます。医学の分野では心電図、筋電図とか脳波を計る検査機器が該当します。

また、私たちの五感ではキャッチできない波もあります。ラジオ、テレビなどの電波がそうです。これらは発信する側の固有の周波数、波長、振幅などを発信していますが、これに同調させてキャッチすることのできる受信機があってこそ成立します。

これらの機器は自然科学の原理を応用し、波動の特質をうまく捕らえて造られた機器といえます。このように、私たちは無数の波動の行き交う中で、無意識に生活をしているのです。

●一般的に未だ認知されてない波動

この宇宙には、高いレベルの意識ゾーンと、低いレベルの意識ゾーンが存在します。さらには、そのレベルの意志の波動を発信する意識体が存在し、また、その意志をキャッチすることのできる意識体（我）が存在します。

私たち人間は、深く霊性が高まっていきますと、高い宇宙意識の波動ゾーンと繋がることができます。時に、そこから発信します波動に共鳴同調した場合には、自分が必要とします意識体の意志（言霊、ひらめき、光などなど）をキャッチすることができるようになります。その反対に、霊性の低い人は、低いレベルの意識波動と共鳴同調して、低いレベルの意識体の意志をキャッチすることになります（幻聴などはそのよい例です）。

高いレベルの意識波動を持つ人は、低いレベルの意識波動を持つ人に同調させることができます。しかし、低い意識波動を持つ人からは、高いレベルの意識波動を持つ人へは共鳴同調させることはできません。そして、低いレベルの意識波動を持つ人は、高いレベルの意識波動を持つ人からの救いの場を待つしかないのです。

ゆえに自然波動法の送波は、高いレベルの意識波動を送ることを求められています。

以上のことを踏まえて、私自身が遭遇した、発信している意識体と、キャッチする側の意識体（我）とが同調して起きたと考えられる実例を本書の中で、写真と文章で、いくつか紹介させていただいております。

これらの実際に起きた現象と波動法の関連性は、今現代の科学の力では証明することは簡単なことではありません。また、意識波動ゾーンと意識体の客観的な相互関係など知りたいことが山積しています。

自然波動法は、まだまだ進化の途中であり、この波動法が人の心を癒し導く、今世紀最大の波動となりますよう驀進を続けていきます。

本書が広く、一般の人たちに読まれ、また現在治療に携わっておられる治療関係者、今後治療家の道へ進もうとしていますす人たちに、何らかの参考と刺激になれば望外の喜びです。

■今世紀最大の波動

第１章　自然波動法とはどういうものか

1　自然波動法（TREATMENT OF PURE VIBRATION）

●「気」のパワーを活用する健康法

〝宇宙の心を呼吸《いき》する〟自然波動法は、体に宇宙波動を取り入れる法で、潜在力を最大限に覚醒し、新たな生物進化を人類にもたらす、だれにでも可能な健康法です。

病気にかからない健康な体づくりの方法として「気功」が、今日広く知れ渡るようになりました。

数年前、中国の気功がマスコミで紹介されたころは、超能力まがいの見せ物のように扱われ、興味本位にしか取りあげられませんでした。一〇〇〇万人をこえる中国の老若男女のみなさんが、健康のために親しんでいるこの方法を、見せ物として終らせてしまうほどもったいないことはありません。

それゆえ、まじめにマスコミが紹介するようになり、日本の各地で「気功教室」が開かれるようになったことは大きな進歩だと思います。

「気」とは、風のように宇宙を流れているエネルギーのことです。この宇宙をおおうエネルギーを体内に生命エネルギーとして取りこみ、健康維持に用いるのが「気功」です。

「自然波動法」は、取りこんだ生命エネルギーを体内で「充気」させ、病気治療に積極的に利用するものです。

「充気」とは、聞きなれない言葉だと思います。電気をたくわえる「充電」をイメージしてください。気功では、「気を高める」とか、「気を練る」といった言い方をしていますが、自然波動法では、「宇宙の心を呼吸《いき》する」ことで（このことは、後で説明します）、あふれんばかりのエネルギーが、体内から湧いてきますので、「充気」という言い方をします。

この体内に充気した収まりきれないほどのエネルギーを、波動として病める人に送ることで、自然波動法は他の人の病気の治療も可能にします。

素晴しい能力に目覚めさせてくれる「新しい気功」とでも、考えていただければよいでしょう。

「気」とは、宇宙をおおう風のように流れるエネルギーであると説明しましたが、目に見えるものでも、手で摑めるものでもありませんので、多くの人には、実感としてどんなものなのか理解していただけないでしょう。

テレビの気功の番組で、気功師から気を体に送ってもらった人が、「ポカポカと体が暖まり、心地良い思いがした」と、ニッコリと満足げに話すのを見ても、「催眠術の類で暗示にかけられたのだろう」と、疑う人がかなりいると思います。また、「やらせだろう」と考える人もいるでしょう。

でも見えないもの、手で摑《つか》めないものなどこの世の中にはたくさんあります。たとえば、七色の光の集まりである可視光線は見えますが、太陽の熱を主に運んでくる赤外線は、その熱も人の目には見ることはできません。

しかし目をつぶって日なたに立てば、ポカポカと体があたたまりますので、赤外線も、赤外線によって運ばれてくる熱も感じることができます。それは宇宙をおおう気のエネルギーも、赤外線が送ってくる熱エネルギーのようなものです。すべての人にふり注いでいるのですが、だれも見ることはできません。分かるには、体で感じるしかないのです。

自然波動法学院では、最初の授業で、どなたにでも、このふり注ぐ宇宙のエネルギーを体で感じていただいています。むずかしいことでは決してないのです。

そうはいっても、学院の授業を受けたことのない人や、受ける気持ちのない人には「気」なんてものがあるのか、やはり信じがたいでしょう。そこで説明のしかたをかえてみようと思います。

●気がその場の空気を支配する

みなさんは、明るくほがらかな人が一人現れただけで、部屋の中の張りつめたような感じがいっぺんに和《なご》み、楽しい雰囲気になってしまうといった経験をしたことはありませんか。その人のはずんだ声が、周りの人たちの中に、くつろいだ気持ちを呼び起こしてくれたからでしょう。反対にいつもしかめ面をし、イライラと当たり散らすような人が現れたために、みなもイライラに感染してしまい、せっかくの雰囲気がとげとげしい空気に支配されてしまうこともよく経験します。

このような場合、その人の明るくはずんだ声が、あるいはその人のイライラした態度だけが原因で部屋の空気が変わってしまったのでしょうか。それだけではないような気がしませんか。

私たちは会話を交わさなくとも、その人がだまってそこにいるだけで、部屋の空気が和んだり張りつめたりすることを経験します。また、初対面の人にむかう時、まだなにも言葉を交わさないうちから、相手の性格や気持ちがこちらに伝わってきて、楽しくなったり気が重くなったりするものです。

そんなことを考えますと明るい人、暗い人、それぞれの性格や個性、その時の気持ちによって、ちがった波長の「気」を、だれもが発しているような思いがします。

人と席を同じくする時、その「気」の見えない波長に感応し、私たちは互いにくつろいだり、張りつめたりしているのではないでしょうか。

ところで、みなさんは人間が電気的なエネルギーあるいは、パワーを持っていることを知っているでしょうか。そのエネルギーは、人間のさまざまな活動にしたがって、強まったり弱まったりしています。

脳におけるそのエネルギーの波を測定したのが脳波であり、心臓について測定したのが心電図です。

テレビ局から送られてくる電波（電気的・磁気的エネルギーを持った波なので、正しくは電磁波といいます）が、空中を伝わってきて、各家庭のアンテナで受けとめられると、ブラウン管で映像となります。あの電磁波と同じものが、人間の体から発せられているのです。

●「気」とアルファ波

心静かな時や気持ちが和《やわ》らいでいる時に、脳波を測定すると、一秒間に七〜八回振動を繰り返す特徴のある波形になります。そのタイプの脳波をα波長の脳波といい、各分野の研究が進められています。

α波長の振動数を高めるリズムやメロディーで、脳波をα波に導き、気持ちを和らげようとして開発されたものが、聞くだけでストレスが解消されるというリラックステープです。

山へ登った時など、まわり一面深い緑に囲まれ、小鳥のさえずりを聞いていると、妙に心が安まることをだれもが経験します。そしてまた、風にゆれる葉ずれの音がし、遠くからは川のせせらぎの音も聞こえたりします。こんな時の森の中は、α波長に感応する音（正しくは、共振する音、同調する音といいます）に満ちています。

眠れない時に聞くと、ぐっすり眠れるというスリーピングテープも、脳波の研究から生まれました。

　また、脳の振動数が高めの α 波を発している時、脳の思考力や記憶力が最も高まると考えられ、それを応用したのが、受験勉強用に売り出された α 波コイルや α 波リングです。それを頭に乗せると、脳の働きが最も高い状態に誘導され、むずかしい問題もスラスラと解いていくことが可能になるようです。

　禅僧が座禅を組み、瞑想している時の脳波は α 波が高まり、一人の僧が深い瞑想に達し α 波を発すると、いっしょに座禅を組んでいた周りの僧もつられるように深い瞑想に達するそうです。これは最初に発する僧の深い α 波に周りが感応し引きこまれるのだそうです。

　このようなことを考えると、私たちは、その時の心理状態や気持ちによって違うエネルギー波を体から発していると結論できそうです。そのうちの測定できたひとつが脳波であり、α 波なのでしょう。こうした実体がまだ摑《つか》みきれていないエネルギー波をひとまず「気」と呼んでみましょう。

　電車の中でうとうとしている時に、責めるような冷たい視線を浴びたような気がして、ハッと目をさましたことはありませんか。顔をあげると、二人分の席を占めて気持ちよさそうに眠っていた自分を、いまいましそうに見おろしている視線に出合い、急いで席をつめたことがありませんか。強かったり弱かったり、その人、その時によって違いはあっても、だれもが「気」を発しているのです。

●地上は電磁波で満ちている

ところで、みなさんは人間の体が血や肉や骨や水分で、できあがっていることをご存知でしょう。この血や肉や骨や水は、すべて原子といわれる小さな粒子が集まってできあがっています。水は水素原子と酸素原子の集まりです。それに窒素原子や炭素原子などが加わったものが血や肉です。

すこし専門的な話になりますが、これらの原子は、＋（プラス）の電気をもった陽子と、その周りを回っている－（マイナス）の電気をもった電子とで、できています（電気をもたない中性子については、説明を省きます）。陽子のまわりを電子が一つだけ回っているのが水素原子、七つ回っているのが窒素原子、八つ回っているのが酸素原子です。

電子が回っていますので、その振動によって、原子はすべて測定できないほどのわずかな電磁波を発しています。とくに神経系統では、神経細胞を形成するナトリウム原子と、カリウム原子との間で電子の移動があり、エネルギー値が大きく揺れますので、脳波として測定されるのです。

また、電磁波を発しているのは、人間だけではありません。神経をそなえた動物はもちろん植物も電磁波を発しています。この地上は、生物が発する電磁波で満ち満ちているのです。

さらに宇宙からは、さまざまな種類の電磁波が、この地上にふり注いでいることが確かめられています。これは宇宙線と呼ばれていますが、科学が今日、発展途上にあることを考えますと、まだ確かめられていない未知なるエネルギー波がふり注いでいるかも知れません。

それらすべてを含めて、改めて、「気」と呼んでみましょう。

●アルファ波はヒラメキや直感に作用する

さて、ふたたび禅僧の話にもどします。禅僧が深い瞑想に達し、脳がα波長の脳波で占められるようになると、僧たちの頭の中にさまざまな直感やヒラメキが働くそうです。

どうしても思い出せないで困っていたようなことが、すっと頭をよぎったり、悟りに必要なむずかしい問題の解答などがでたり、また聞こえるはずのない遠く彼方で起こっている出来事を聞いたり、見ることのできない近い将来起こる光景を見たりするそうです。予知能力が働き、脳が直接にテレパシーで聞いたり見たりするのでしょう。

こうしたことを、どう考えたらよいでしょう。時間と空間の壁を越えて行き来するエネルギー波が存在し、禅僧の脳が発するα波が、このエネルギー波に感応しているからと考えることはできないでしょうか。

遠く離れた肉親の死を、虫の知らせで教えられるといった話がよくありますが、これも脳のα波がこのエネルギー波に感応し、空間と時間の壁を越えて、肉親と交信したからではないでしょうか。

でも、このことは不思議でもなんでもありません。超音速ジェット機のような高速で動く機内では、時間がわずかに遅れることが分かっています。速度が増すにつれ、時間の遅れは大きくなり、光速にまでなると時間は止まるそうです。すなわち、光速ジェット機ができれば、時間を止めたままの旅行が可能となる訳です。これはアインシュタインの相対性理論といって、物理学科では重要な科目になっています。やさしい解説書も出版されていますので、宇宙のしくみについて関心のある方にはおすすめします。

このように、今日の科学でさえ時間の壁は越えられつつあるのですから、宇宙に時間を越えたエネルギー波があっても、なんの不思議もないと思うのですが……。

時間を越えたエネルギー波があれば、これは当然空間を越えることができます。タイムマシンに乗って移動できるのですから、同じ時間にA町とB町にいることもできてしまうのです。

自然波動法では、宇宙の心を呼吸《いき》することで、こうした高いレベルのエネルギー波にも感応し体内に取りこみますので、学院で学習した卒業生のなかには、テレパシーや予知能力に覚醒した人もいます。でも自然波動法は、超能力の開発のためにあるのではありません。だれにでもできる健康法、長寿法なのです。

●心の領域を越える自然波動法

自然波動法では、取りこんだ宇宙のエネルギーを、自己の体内で生命エネルギーに変換し、病気治療や健康回復に用います。

今までに紹介されている多くの中国気功との違いは、体がエネルギーの波に感応すると、実際に体が静かに波打ち始めることです。エネルギーの浸透にしたがって、体がゆれる波はしだいに大きくなり、ついには全身がはげしく波打ちだします。そばで見ている人がいれば、体が変調をきたしたように思えるでしょうが、エネルギーを取りこんでいる人にとっては、体がポカポカと暖まり、とても気持ち良いものです。

波のような振動にしばらく身をまかせていれば、疲れやこりが取りのぞかれ、頭の中も雑念がなくなり、スッキリします。目をあけ起きあがると身も心も、本当に軽くなっています。これは慈愛のエネルギー波が全身を満たしたからです。

宇宙のエネルギーを自分で体内に取りこむには、自然波動法学院での三ヵ月ないし六ヵ月の学習が必要ですが、治療を受けるだけなら学習の必要はありません。学院を卒業した治療家に、エネルギーを体に、あるいは体の悪い箇所に送ってもらえばよいのです。エネルギーを送ってもらうと、波動を当てられた箇所がポカポカと暖かくなります。その暖かさが、ゆっくりと全身に広がっていきます。と同時に、体が静かに波打ち始めます。その後は述べたとおりです。

自然波動法では、宇宙に存在する高いレベルの意識ゾーンのエネルギー波とみなさんがお持ちの良い想念（みなさんを健康と幸福に導こうと願う、宇宙にただよう意志のようなものと、ひとまず考えてください）を、生命エネルギーに変換し体に送るのです。

だからこそ、医者から見放された難病が、数回の治療で治ってしまうといったことも起こりうるのです。宇宙をおおうエネルギーとただよう想念を病気治療に利用したのは、なにも自然波動法が初めてではありません。

イエス・キリストは指でさしただけで、見えない人の目をあけたり、立てない足を普通に歩けるようにしてしまったといわれています。イエス・キリストは、体内に取りこんだエネルギーによって想念を凝縮し、増幅して指先から放ったのかもしれません。

自然波動法は生まれたばかりで歴史が浅いゆえ、イエス・キリストが奥義としたような、エネルギーを何千何万倍にも増幅する方法はまだ可能にしていません。

しかし、自然波動法は自分の健康を回復させたり、他人の病気を治療する方法を指導しています。

自然波動法学院では宇宙から取り入れるエネルギーがどういう波動なのか、まず波動を送ってもらいその感覚を摑《つか》みます。次に、自分でその感覚を摑みながら、波動を自分の体に取りこむ方法を学びます。

取りこめるようになると、一緒に学習している仲間の体に波動を送り、病気治療の学習をしていくのです。

月二度の授業ですが、早い人は二〜三ヵ月で波動を他の人に送れるようになります。上達のスピードにはかなりの個人差がありますが、日々の修練と各人の心の持ち方が重要な鍵となります。

体の不自由な人にためらいなく手をさし出せる素直な心、命あるもの全てをいとおしく愛せる心、地球の環境破壊を憂える理性ある心、そうした我欲のないきれいな心の波長のみが、レベルの高いエネルギー波と想念に感応し、エネルギーを波動として体内に取りこむことが可能になるのです。

さらに自然波動法は、単なる健康法、長寿法にとどまらず、心の領域をも高めてゆくことができるのです。

自然波動法が広まることで世界の平和と人類の幸福の実現を願っています。それゆえ、学院に通う人は日々の瞑想の中で、世界平和と人類幸福を願う想念を、宇宙に向かって送っています。

しかし、自然波動法は宗教ではありません。宗教も世界平和と人類幸福を実現させたいとして生まれたものですが、宗派によって異なる教義があり、信徒になるためのしきたりがあります。その多くは偉大な能力をもった教祖が受けた啓示によって作りだされたものです。尊い偉大な教祖の教義ゆえに、教義やしきたりの違いが互いに他の宗教を相容れないものにし、宗教対立を生んできたのが歴史上の事実です。教祖亡き後は、教義の解釈をめぐって、内部対立と分裂を繰り返している宗教もあるようです。

本来、平和と幸福を実現させようとして生まれたものが、対立と分裂を生んでいるのでは意味がありません。そうした反省のもとに、教義や解釈の違いを受け入れあい、世界平和と、人類の幸福実現のために協力しあっていこうといった動きが、日本の宗教界にも世界の宗教界にも、今日起きつつあることはとても良いことだと思います。

しかしながら、その中には宗教に名をかり、他人の不幸を金もうけに利用しているような祈とう師や霊感商法が、跡をたちません。彼らの誤った神通力は、世界平和と人類幸福を実現させるためにあるエネルギーを歪《ゆが》めて取りこんでしまったからです。これは悪想念に支配されているからでしょう。

●善想念と悪想念

悪想念とは善想念に相対するもので、人の心の中にある恨み、怒り、嫉妬、欲、見栄、焦り、憂うつなどの陰の想念波動があたかも意志を持つかのようにふるまい、陰の波長をもった人格の低い人がいると、その人にとりついてきます。こうした想念の怖さは、時間を越えてただよっているのです。特に、強い恨みを持って死んだ人の想念は、死後何十年にもわたって、人々に危害を与え続けます。それゆえ、こうした悪想念に感応しないよう、善想念に守られるよう心を常に清め続けなくてはいけないのです。

悪想念に支配された悪徳祈とう師などは、目先の幸福（利益）を与えることはできても、人々を本当の意味での調和のある幸せには決して導いてくれません。

自然波動法を学ぶと善想念に感応し、善想念の力に助けられるようになります。取りこんだ宇宙のエネルギーと、この善想念が自己の中で合体すると、健康を回復する無限のパワーがわいてくるだけでなく、全てのことが好転し始めます。

夫婦仲は良くなり家庭は明るくなります。仕事上のトラブルはなくなり、人間関係が改善されます。また、人から信頼されるようになり、商売も繁盛します。反省し改めなければいけないことなどを善想念が、夢やインスピレーションなどさまざまな形で教え、諭《さと》してくれるからです。

また、全ての能力においてパワーアップされますので自信がつき、自分に素直になれます。車椅子が進まないで困っている人を見かけた時など、なんのためらいもなくサッと手を貸してしまう自分の変化に、驚かされたりするものです。

宇宙の心（宇宙意識のエネルギー）とは、宇宙に存在する純粋波動エネルギーと良い想念（みなさんを健康と幸福に導こうと願う宇宙にただよう意志のようなもの）のことを指します。

自然波動法では、この宇宙の心を体内に取りこむ独自の瞑想を行います。まず、吸う息に合わせ、素直になって宇宙の心を頭の頂点（百会《ひゃくえ》というツボ）から吸いこみ下腹（丹田《たんでん》）におろします。次いで、吐く息に合わせ「万人が幸福でありますように」あるいは「世界に平和が実現しますように」とかいった善想念を、額の中央から宇宙に放出します。

●宇宙の心を呼吸《いき》する

「宇宙の心を呼吸《いき》する」とは、狭くはこの瞑想をさします。広くは宇宙の心に感謝し、宇宙の心に応えるような生活を送ることです（波動瞑想法はとても危険で難しいものです。指導者の正しい呼吸法を学ぶことが必要です）。

「宇宙の心」を呼吸《いき》し、宇宙の心に応えるような生活を始めると、さまざまな潜在能力が覚醒を始めます。予知力、テレパシー、遠隔治療力などの超能力が覚醒する人もいますが、ここでは、その中の二例ほど紹介しましょう。

一つ目は、波動観察法及び患部察知法といって、これは手を当てるだけで患者の隠れた体の悪い所をさぐり当てます。健康な体は、気のエネルギーが流れているので、当てた手が暖かく感じられますが、悪い所は気の流れが滞っているので、冷たく感じたり、重く感じたりします。体の健康状態は、体の各部が発している気の色（オーラの色）で見分けることもできますが、これはかなりの時間数と体感することが必要です。

二つ目は、波動整体法といって体に波動を起こした後、宇宙の心に体をあずけてしまうと、体が自然に悪い箇所の血行を良くするように動きだします。まるで体の中に、体のことを自分以上によく知っているもう一人の自分がいて、それに動かされているような気がします。なんの力も入れないのに、勝手に体が動きだすのですから、気づかないでいた骨のずれなどがあれば、矯正までしてくれます。

この自分の中にある、本人以上によく知っている自分に出逢う時、私たちは心の奥に「宇宙の心」が潜んでいたことに気づきます。

「私」という小宇宙も、それを包みこむ大宇宙も、深い所でつながっている、同じひとつのものであることに気づかされます。

「宇宙の心を呼吸《いき》する」とは、宇宙の心に素直になることで、私たちの中に潜む宇宙の心を目覚めさせることとなのかも知れません。

終わりに自然波動法は現在、発展途上のものです。宇宙の心に、無限のパワーとエネルギーが潜んでいることは分かっていても、その利用法を知りつくしているわけではありません。

予期せぬ能力に覚醒する生徒が現れるたびに、宇宙と宇宙エネルギーに対する理解も深められます。

現在、宇宙エネルギーの活用の仕方を学院に集まってくる生徒と共にさらに探求し続けています。

当然、将来の治療形態や学院のカリキュラムも工夫が加えられ変わっていきます。今までは、瞑想、立禅、波動禅などを通して宇宙の心を呼吸《いき》する方法を学んできたのですが、最近ある種の言葉のなかに、宇宙エネルギーと響きあう波長を持ったものがあることが、分かってきました。

その響きに体全体の動きを合わせていくと、体の中に宇宙エネルギーが蓄積されることがわかり「言霊《ことだま》の力をかりてパワーアップする方法」として、授業に取り入れられるようになりました。

学院は今、自然波動法のさらなる発展のためにいろいろな方の力を必要とし、求めています。

進化論によると、人間は二本足で立ったことによって二本の手が自由になり、自由になった手で道具を作ることを始めたそうです。その道具文化が行きづまりを見せはじめた今日、人類は宇宙のエネルギーの存在とその利用法を知り、二十一世紀はさらに新しい生物的進化を始めようとしているのではないでしょうか。そうした人類の夢を実現させるためにもみなさんの力を学院にお寄せください。

※言霊《ことだま》＝言葉を発することによって作用する言葉の霊力。

2　宇宙と宇宙意識

●大爆発（ビックバン）と大宇宙

五〇～六〇年前まで、人間は宇宙について、天体望遠鏡で観測できる程度のことしか分かっていませんでした。私たちが子どものころは、「どこまで行っても無限に宇宙は続くんだろうか」とか、「宇宙に果てがあるとしたら、その果てのむこう側はどうなっているんだろう」と、空を見上げてよく話したものでした。

ところが、今は宇宙を観測する電波望遠鏡が発明され、電波望遠鏡を積んだ人工衛星も打ち上げられるようになり、いろいろなことが分かってきました。それによると、この宇宙は針の先のように小さな点に押しこめられた熱エネルギーのかたまりから誕生したそうです。

太陽も地球も、私たちが夜空に見上げるいっさいの星が、熱エネルギーとして一点に押しこめられていたのですから、数字でも書き表わせないほどの、途方もない高温だったようです。

その熱のかたまりが、一五〇億年前に大爆発（ビックバンといわれています）を起こし、膨張を始めたのです。膨張し広がるにしたがって温度が下がり、太陽や地球などたくさんの星を生み出したといわれています（物質が熱エネルギーに変わることが燃焼です。その逆に熱エネルギーが物質に変わることが、星の誕生です）。

宇宙の膨張は今もなお続いているそうです。そして大爆発（ビックバン）の残響音が、今も大宇宙の中を電磁波（宇宙背景電波と呼ばれています）となってこだましているそうです。ところでみなさんは、夜空に輝く星を見上げながら「これが宇宙か」と、お思いでしょうか……。私たちが見ている星のほとんど全てが、天の川と呼ばれる銀河系の星です。

地球も太陽も、北極星も、ハクチョウ座もサソリ座もコグマ座も、全て天の川に属する星です。このような星の集まり（銀河）が、宇宙には一〇〇〇億ほどあるそうですが、夜空に見える銀河は、私たちの銀河系に一番近いアンドロメダ銀河だけです。

アンドロメダ銀河は、天の川と同様に、数十億ほどの星の集まりであることが予想されていますが、私たちには小さな点にしか見えません。残りの九九九億を越す銀河は遠すぎて目にすることはできません。すなわち、私たちが目にしているのは宇宙のほんの一角、ほんの一点だけなのです。

これら一〇〇〇億ほどある銀河が、宇宙空間の中を等間隔に浮かんでいるのではなく、不均一にかたよりをもって散らばっているそうです。水の中にたらした赤インクが、一様に広がり薄くなっていく様子を思い浮かべてください。赤く濃い所を点のように、あちこち残しながら薄まっていくようなことは決してないです。

宇宙も一様に広がりながら温度を下げたのなら、細かい粒子が霧のように宇宙全体に広がるはずです。粒子が一ヵ所に集まって、星を形成するということはないはずです。しかも、形成された星が集合（銀河）となり、その銀河が不均一にかたよって散らばっているとしたら、何らかの力が宇宙空間に働いていると考えられます。

ところが宇宙は、水面に広がる赤インクのように、なにもない「無」の空間が広がっているのです。なぜ、粒子の霧にならずに星が形成されたのか、その星が集合をつくり、不均一に散らばっているのか、大きな疑問だったのです。が、米航空宇宙局（NASA）によって一九八一年に打ち上げられた人工衛星が、二年がかりで宇宙背景電波を観測した結果、不均一をうむ「ゆらぎ」が、宇宙誕生の初期にすでにあったことが判明されました。一九九二年四月二二日の新聞で、いっせいにそのことが報道されました。

その解説によると、今回発見された宇宙初期の「ゆらぎ」が、一二〇〜一三〇億年前に、恒星や銀河の誕生といった粒子のかたよりを生じさせ、四六億年前には太陽や地球を、さらには地上に生命を発生させ進化させたということです。

突きつめれば、宇宙進化の歴史のいっさいが、かたよりを生んだ「ゆらぎ」から始まったといっているのです。

ならば、いったい「ゆらぎ」が、どうして生じたのでしょう。そうした大事な疑問について、一言もふれてないのが残念です。

一九九二年五月一日の『読売新聞』には左記のように説明してあります。

普通の物質のほかに「見えない物質」を探し出さないと宇宙の進化のスピードを説明できないというのだ。

今回の成果は、ビッグバン理論の正しさを裏付け、新たに「見えない物質」の探求を促すという「宇宙論新時代」の幕明けを告げるものだ。

宇宙進化の歴史を解き明かすには、「見えない物質」の発見が、課題として残されていると書いてあります。これは現在の宇宙の膨張の速度が、コンピューターがはじいた理論値より遅いのです。それゆえ、遅くしている「見えない物質」、あるいは「見えない力やエネルギー」が宇宙に存在しているというのです。

ここで、「見えない力やエネルギー」を、自然波動法がいうところの宇宙エネルギーと考えてみることにしましょう。さらに「宇宙意識」なるものが存在し、宇宙進化のドラマを生じさせた「ゆらぎ」が、「宇宙意識」の意志によってもたらされたと考えてみましょう。そうすると、自然波動法でいう宇宙エネルギーは、「宇宙意識」が放つエネルギー波ということにならないでしょうか。

一五〇億年前の針の先のような一点に集められたエネルギーの凝縮体は、意識を持ち、その意志によって大爆発（ビックバン）がもたらされたという考え方は……。そう考えますと、その後の宇宙進化の壮大なドラマは、意識（宇宙意識）の統括のもとに進行していると考えられます。

●自然波動法と宇宙の心

人間の誕生と進化は偶然のことではなかったのです。人間はどういった目的で誕生させられたのでしょう。その使命はなんなのでしょう。

今日における宇宙の心を呼吸《いき》する自然波動法の誕生と合わせて、お考えいただければと思います。きっと、壮大なロマンに、久しぶりに胸をはずませることができるかと思います。

さて、読売新聞の解説は宇宙誕生初期の「ゆらぎ」が、銀河形成や生命誕生のシナリオを書いたとしていますが、はたして銀河形成と生命誕生とは、同じレベルで考えられることなのでしょうか。

地球上の生命は、地球が硫化水素とアンモニアガスで覆われていたまだ高温の頃に、アンモニアガスが宇宙線の作用を受け化学反応を繰り返した末に、チッソ化合物（たんぱく質）を形成し生命になったとされています。

化学反応までは、銀河形成と同じ自然現象であり、宇宙初期の「ゆらぎ」に起因すると考えてよいと思いますが、チッソ化合物から生命体への移行は、化学反応ぐらいのことで説明がつくことなのでしょうか。最も原始的な生命である大腸菌のような単細胞生物でさえ、それを形成する原子の数とからみの複雑さは、チッソ化合物の比ではないそうです。

さらに大きな「ゆらぎ」が、化学反応の繰り返しの途中で加わったと考えた方が、理解しやすいです。それならば、大きな「ゆらぎ」を加え、生命を誕生させた意志は何なのでしょう。どうぞ、これについてもお考えいただければと思います。

さて、善想念に感応する高い次元の宇宙エネルギー（宇宙意識が放つエネルギー波）を、善想念とともに取りこむことを宇宙の心を呼吸《いき》するといいました。ならば悪想念に感応し、人々に危害を加えたり、惑わしたりする宇宙エネルギーとは、いったい何なのでしょう。

宇宙進化のドラマは、決して平たんなシナリオではなかったはずです。誕生しながら、衝突し消滅していった星もあるはずです。そうした衝突、あつれき、きしみのもとで、宇宙は膨張し進化しているのではないでしょうか。あつれきやきしみがあれば、必要のない、雑音のようなエネルギー波が発生して悪想念に影響を与えていると考えてもおかしくありません。

自然波動法は、雑音のようなエネルギーを使用するのではなく、最高にして最大の宇宙根本から発せられるエネルギー（自然波動法では、これを宇宙の心と呼びます）を取り込み、宇宙と我が一体になることに目標を置いています。

●呼吸《いき》＝生命《いのち》

私たちの身体は、約六十五パーセントが水でできています。水でできているこの身体は、水を摂らなくても二～三日は生きられます。また、水だけ摂っていればあとの食べ物（地の気）を摂らなくて五十～六十日は生きられます。しかし、私たちが無意識にしている呼吸（天の気）はどうでしょう。

呼吸は、呼吸《いき》＝生命《いのち》であります。それを生命（いきのうち）とも呼び、その呼吸が三分三

宇宙の心を呼吸《いき》する

呼吸《いき》
気気＝生命《いのち》

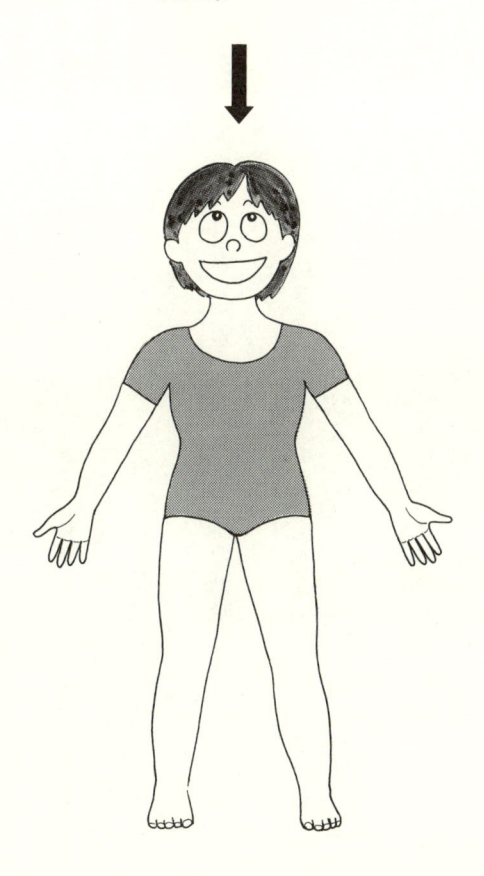

十秒～四分間止まりますと心臓が停止します。十分を経過しますといかなる名医であろうと蘇生させることはできず、生命はたちどころに断たれます。そのためには、呼吸の止まった人には、心臓が止まる前に出来るだけ早く人工呼吸を開始し、酸素「天の気（生命）」を送ってあげる必要があるのです。

そのように、生体が生きていくためには、呼吸は最も重要な機能のひとつです。健康な人は安静時においては毎分十二～十五回の呼吸運動を行なっていて、一回の呼吸ごとに約五〇〇ｍｌの空気（天の気）を呼吸し、肺で酸素「天の気（生命）」と二酸化炭素（気の燃えカス）のガス交換をしています。

この呼吸において、人間は天の気（栄養分）を、身体の六十兆の細胞の一つ一つまで送り届けられ、生かされているのです。

もしも、この気が六十兆の細胞のどこかひとつの個所でも、届かないところがあったとするならばそれは大変のことになります。それは、この気（天の気）が届かない細胞は間違いなくたちどころに腐り始めるからです。

この身体は、「天の気」と「地の気」によって生き生かされています。そしてまた、この気をバランスよく摂り入れることにより、肉体と精神と魂は活力を得るのです。

古来より受け継がれてきた、呼吸法のやり方はいろいろとあります。その呼吸法を、正しい修練法によって実行している人は、気迫が漲《みなぎ》り生き生きとしています。そのような人は誰が見ても、十歳は若く見えますし、現に肉体的行動もそれを上回るものをみることができます。

本学院では、この呼吸法の原点ともいうべき修練法を稜威《みいづ》会の禊行《みそぎぎょう》に見出し、毎月一回の海の禊行（神奈川県城ヶ島）を実施しています。また、夏には滝行（高尾山琵琶滝）を実施しています。

●呼吸としての気の確認はできる

呼＝呼気《こき》であり、気を吐いています。

吸＝吸気《きゅうき》であり、気を吸っています。

また、呼吸は気息ともよび、気を自らの心に宇宙の心（気）として取り入れ息しています。そして、その息している気をみなさんの目にも見ることができます。それは、誰もが経験していますように冬近くなりますと、吐く息が白くなります。あれが呼吸の気の正体です。

その他にもたくさんあります。蒸気機関車の吐き出す蒸気、やかんの湯気、真夏の舗装道路から浮かぶ陽炎《かげろう》。また、真冬太陽が昇り始めると、海とか湖から立ち昇る水蒸気も気の正体です。

気は全て物体から出ているのです。それは、全ての物体そのものが気の粒子でできているからです。

しかし、私たちは普段、気を確認することが意識の中では行なってはいません。意識の中で確認しようとするならば先ほどお話したように、蒸気とか、湯気、水蒸気などに見ることができます。つまりは、陰（－）が陽（＋）に変わった時、または、陽（＋）が陰（－）に変わった時にそれらの気を確認することができるのです。

確認できる具体的な例として、

▼水（陰）が温められ沸騰（陽）して湯気になった時
▼平熱（陰）が風邪などによって上昇（陽）したとき身体から汗気となってでた時
▼某君（陰）がカッカ（陽）して怒りだして、頭から体気がでた時
▼某さん（陽）が悲しさ極まって泣き（陰）だし、大粒の涙気をだした時

などがあげられます。

つぎに確認が難しい例（心の状態や意識）としては、

▼意気が合うところの気
▼気に掛かる気
▼気が重い気

など数多くあります。

●気は精神を左右する

宇宙の気（心）は、体内に入っても一秒たりとも止まることなく流れています。特に気は精神作用に大きく影響を及ぼし、その人その人の今ある心（気）に大きな影響を与えている

のです。

何か心配事がありますと、その人の呼吸は浅く弱く、さらにはその呼吸には力がなく乱れるのです。

宇宙の気（心）をいかに取り入れるかによって、あらゆる悩みを打破することも可能となります。そのためには、宇宙の呼吸《いき》（心）と、自分の呼吸《いき》（心）を同調し融合しなくてはなりません。融合した時に初めてその力は発揮され、いかなる悩みからも振り回されることなく解放されるのです。通常、気息は呼気・吸気音を発しないのですが、心（気）が乱れますと音となって表れます。病人の呼吸は浅く、早く、弱々しい音を発します。また、不平不満の心が起きている時は荒々しい呼吸音を発しているのです。

呼吸の世界の最たるものは、武道の世界にも見ることができます。武道の呼吸とはどんなものか簡単に説明してみますと、相手の呼吸（呼気・吸気）と自分の呼吸（呼気・吸気）とのせり合いです。つまりは、気と気がせり合う世界の端的な呼吸法といえます。

相手の気を感知しながら間合いを取り、相手が自分の気の中に入った瞬間に技をかけます。また、相手の気を乱すことも必要となる訳です。

武道の道を志し日々精進して行きますと、知らず知らずのうちに、気の鍛練ができ心・技・体ができあがります。そして、そこに気構えができ、何事にも動じない自分となることができるのです。

つまりは丹田（下腹）に気の力が入り、気が蓄えられたことになる訳で、私生活にも大きな活力源となるのです。武道に限らず私たちも、呼吸法による気の取り入れ方によって気の鍛練をすることができるのです。

いかに宇宙の気（心）を取り入れるかで、自然体での生活を送ることができるのです。ですから正しい呼吸（宇宙の心）の取り入れかたが重要となる訳です。

それにはまず、呼吸法の最大ポイントは気を吐くことにあります。善なる気（心）を大宇宙に放出します。細く長く鼻腔から吐きだすのですが、その時、同時に眉の間から善想念を放出しているイメージを忘れてはなりません。

自然波動法の呼吸法を単独で行う時には、危険を伴いますので正しい指導者の下で行なうことを希望します。

3　インドを旅して

一九九三年（平成五年）二月六日～十八日の間、私は一人、北インド（カルカッタ、パトナ、ヴァイシャリー、ラージギール、ブッタガヤ、ガヤ）を旅してきました。

なぜ、行かなければならなかったかは、余りにも信じられないことの始まりから起きたため、ここでは述べないで話を進めていくことにします（後述を参照）。

日本人である私がとてつもない大国・インドを旅してきましたのは、四季を通じてではありません。ほんの十日余りの旅ですのでインドを語る資格はありませんが、それを承知の上で、私の感じたままのインドを感謝の念をこめて、その一部を書いてみたいと思います。

私たちの住む地球を現時点で見つめる時、解決しなければならないことが余りにも多すぎることを改めて思い知らされる昨今です。日本に至っては明治維新以降、極端にして超スピードで外国文化が入ってきました。が、その時点ではまだまだ日本国内をその文化で覆いつくすまでには至っておらず、ほんのひとつかみの日本人だけが外国文化に酔いしれていただけだったと思われます。

しかし第二次大戦以後の日本に至っては、いとも簡単に、脈々と築きあげてきた素晴しい日本文化（特に心の文化・恥の文化）をいとも簡単に捨ててしまいました。そして戦後六十年たった現在、捨てたものの価値の大きさを日本人自らが知らされる結果になりました。自らが心の文化を崩壊して、さらに破壊の道を進んでいこうとしている現在、戦前の日本人の素晴しい精神（心）文化を学び探求しようとしているのは、奇しくも日本人ではなく外国人であります。これをどう解釈すればよいのでしょうか。

本来の日本民族の良き心の文化と伝統を取り戻すためには、今から三世代のとてつもない時間を必要とします。三世代の時間がかかろうとも日本国民が一体となって取り戻さなくてはなりません。

それは日本人が地球人類の模範（四諦・八正道）となる役目を課せられているからに他なり

ません。このような思いを小さな体一杯に詰め込んでインドへと一人旅立ちました。不安だけをリュックサックに入れ、二月六日夕刻インドに入りました。そして、その瞬間から私の体の全細胞は、一つ一つ覚醒し始めたのです。

日本国内であるならば何の不安もなく、治安も良いので、心も肉体もリラックスしているのですが、ここは違います。まず自らの身の安全を確保しなくてはならなかったからです。それは一瞬一秒たりともです。それゆえ、眠っている細胞が一つでもあってはいけなかったのでしょう。

インドは、騒音と埃と異臭の国です。また治安の悪さも定評があります。その治安をもお金で買える国なのです。かつて、日本もそうではありましたが、日本人は叡智の結晶によってそれらを克服して現在の日本を築き上げてきました。しかし、インドは日本と違って二五〇〇年たった現在でさえも、餓鬼道の世界から這いだせていない場所があります。

他人の物をなんでも欲しがり、盗むことをいとも簡単にやってのけます。私には想像すらつかない、僧侶の物でさえもです。また、他人にしてあげた親切の裏側には必ず、それに対する見返りを望んでの行動が見えます。

それらの原因は、今も歴として現存しているカースト制度（四階級身分制度）、一バラモン（司祭）、二クシャトリア（王族、武士）、三ヴァイシャ（庶民）、四シュードラ（賤民）に起因するのかも知れません。

人間としての生き方を伝えるために、二五〇〇年前に仏陀が誕生しました。インド国ゆえ

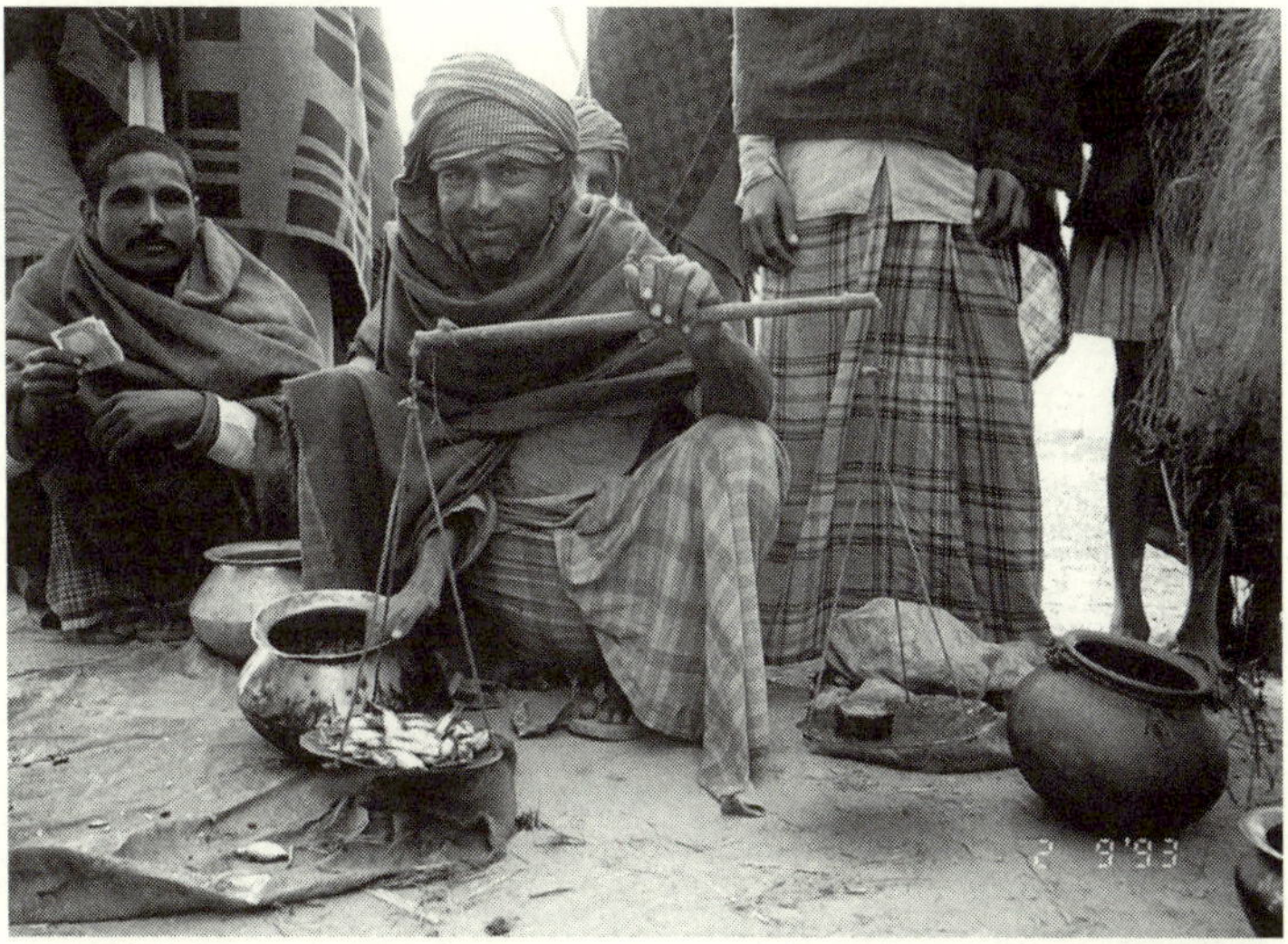

ヴァイシャリー・漁民

の誕生であったと思います。しかし、残念ながら仏陀の教えは、インド国内では、その花が開かなかったようです。

仏教がインドから中国に渡り、朝鮮を経てさらに海を越えて日本に入って花を咲かせたのです。その理由は、四諦、八正道が日本民族の心に合ったからだと思います。

神道の次に仏教なくしては、日本人の心の文化を語ることはできないと思います。

四諦（四つの真理）とは、

一、苦諦《くたい》——人生生存は苦である、という真理

二、集諦《じったい》——苦の原因は煩悩、執着にあるという真理

三、滅諦《めったい》——原因を滅することによって、理想の状態が得られるという真理

四、道諦《どうたい》——そのための方法に関する真理

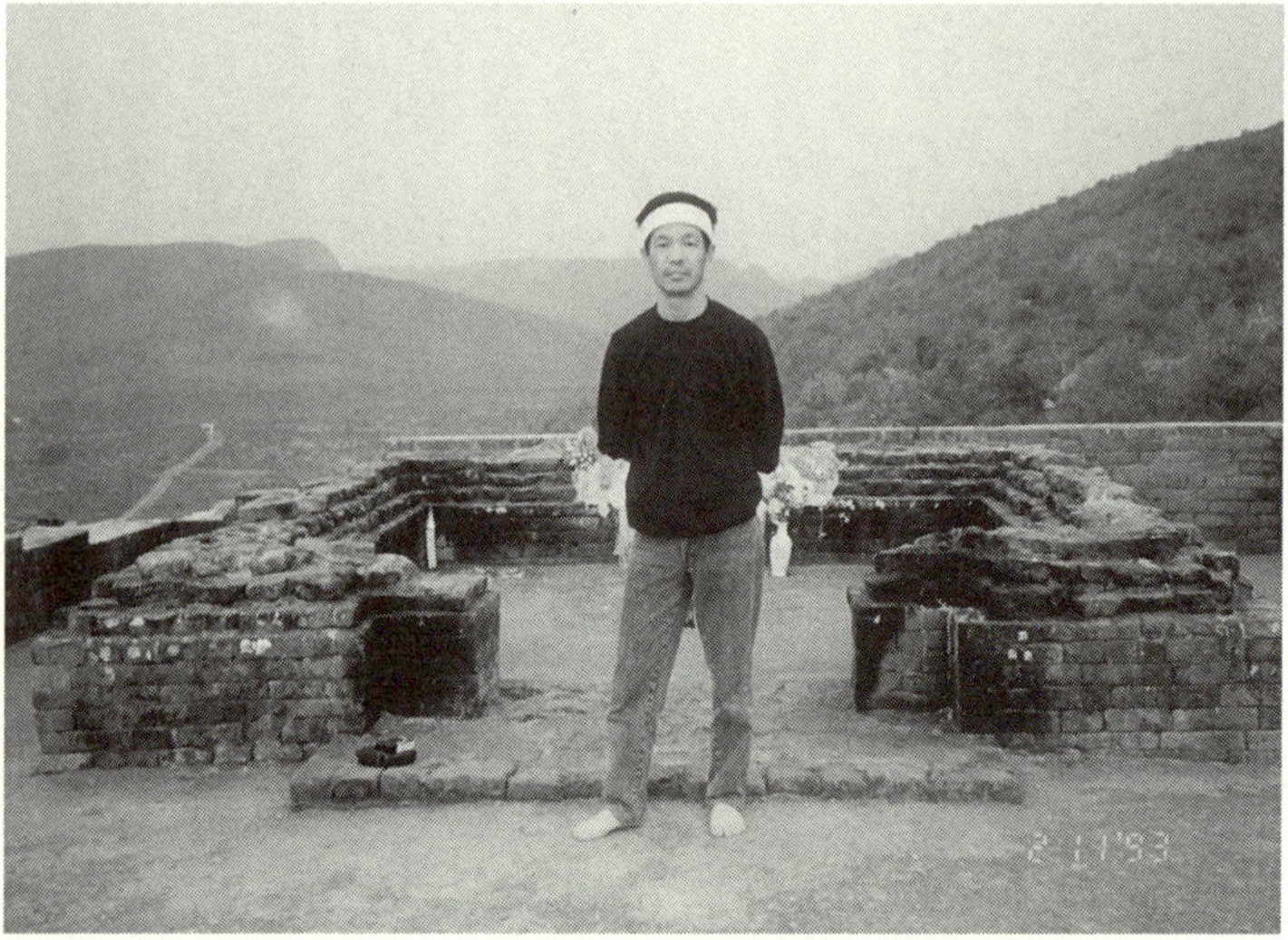

ラヅギール・霊鷲山（りょうじゅせん）にて

であり八正道《はっしょうどう》（そのための方法）とは、あるがままを、

一、正しく見る　二、正しく思う
三、正しく語る　四、正しく行う
五、正しく生活《いき》る　六、正しく精進する
七、正しく念ずる　八、正しく定ずる

であります。

人生（生存）は苦の世界であることを正視して、その原因（煩悩・執着）を追求してさまざまな実践活動（八正道）をしながら一切の苦悩を消滅した境地に至れ、ということです。

しかし、現在の日本人はどうでしょうか、戦後六十年にして外国文化にうつつをぬかし、日本人本来の素晴しくも崇高なる精神文化を崩してしまいました。その崩した精神文化のこれからの行方を私は憂えるのです。インドに関しましては、機会があれば詳述したいと思います。
※次項の取材を受けた中にインドの話が若干出てきます。

4　二十一世紀は魂の時代だ！（五年前に取材を受け、今がその時）

●強い霊が憑《つ》くと関節がギシギシ

——現在の活動は、施療と、指導ですか。

そうですね、学生の育成ですね。施療と。あとは、ずっとやってきた武道的なことですね。静の治療というか、静かなる療法は、波動だと思っているんです。それと、たとえば登校拒否とか学校のいじめとか、いろいろありますよね。そういうお子さん方を、今度は動の治療、日本拳法をずっとやっていますので、そこに引き入れて（笑）。今、部員が六十人くらいいるんですけれども。武道で強い肉体と心をつくっていくという方向でも活動しているんですけどね。

——今、引きこもりなども問題になっていますね。働かないで部屋に引きこもってしまっている二十代、三十代も、非常に多くいるようです。

本当にその通りだと思います。原因を、一概にこれだということはできないのでしょうが、世の中の波動というものが、そういうふうになってきているんでしょうか……。例えば結婚しない女性が増えてきたりね。二十一世紀に突入する前の産みの苦しみかもしれませんけど。何か違う方向に来てしまったのかなという思いはあります。

——魂のことといっても、それもまた見えるものではないですよね。

そうなんですよ。これは難しいですね。ただ問題なく、魂があるということは、十七年間の私の経験からいえると思います。

——でも、それを信じない、否定的な人からすると、霊がしゃべるということも、その人が多重人格であるとか、潜在意識の声だというふうにも言えるのではないですか。

中にはそういう場合もあるんじゃないでしょうかね。多重人格的なものが表に出ちゃってという。もうめったやたらに三十人もの人格が入ってしまって、それがその人を翻弄《ほんろう》してるような例も知っています。ただそれは、波長、波動の法則がありますから、多重人格になるというのは、その人の心の部分が大きいんですよ。その人に合った波動、波長のものが全部寄り集まってしまう、そんな感じがしてるんです。

私のところではこの十七年間で、一人の人に憑依霊が四体くらい、ついていたことがありますね。一番辛い霊から救ってあげて。でも四番目はその人についたって悪さしないし、いいんじゃないかって、おいといたり。あとはそうですね、昨日もあったんですけど、すごく強い霊が憑依してる場合は、波動を送った時に、この手の関節がギシギシ音をたてるんです。普通はそんなことありませんよね。昨日で三例しかないんですけど。

――小室さんの手がギシギシいうんですか。

そうです。おそらく、その人の心に何か抑圧された部分があって、強い波動を受けて、その人の意識がいい方向に変わっていけばきっと霊も、あ、この者にはもう入っていられないということで、出ていくのでしょうね。そういうふうに思っているんですけどね。

――それは悪い霊の場合ですね。守護霊などはいかがでしょう。

これも必ずありますね。間違いなく、私はあると信じていますし、そしてまた、この人生、全て決まってますね。これから先も。

●運命はすべて決まっている

――運命ということですか？

運命です。また過去が宿命とするならば、運命は全部決まっていると、確かにいえると思います。私は四十八歳の時、一人でインドへ十三日間行ってきたんです。きっかけは、本当に笑い話になってしまうから、以前はいわなかったのですが、必ず人生は決まっているということです。私が、治療室の小さな部屋で呼吸法をやっていた時に、心の中で「神様、まことに申し訳ないんですけど、今、私を守ってくれている神様の名前を教えてください」と問いかけたんです。そしたら、ラーマと入ってきました。たぶん女性の声だと思います。さてさてラーマって何だろうなといろいろ文献を調べましたら、インドのヴィシュヌ神、守護神なんですね。

――ラーマーヤナの？ 猿神ハヌマーンと一緒に魔王バーラタを倒したという神話のラーマ王子ですか。

ああ、そうかも分かりませんけど、深くは分からないんです。単純にラーマというのがパーンと出てきましたので。よし、では会いに行こうと強く思ったんです。でも、インドのことが分かりませんので、詳しい方が誰かいないかなということで、堀込さんという、私が昔、海上自衛隊にいたころの同期の友人に連絡しました。そうしたら、鈴木さんという方を紹介してくれました。鈴木さんは、一年間出家されて、アメリカとかインドを放浪されたらしいんですよ。その方を紹介されましたので、ラーマに会いに行きたいんですと相談しました。まあ会えるかどうかは別問題にしましても、それではと、ブッダが生まれて修行されたところ、パトナ、ヴァイシャリ、ラジギール、ブッダガヤとか、聖地を五つくらい教えてくれたんです。

――お一人で行かれたんですか。

ええ、一人で。初めてパスポートを取りました。海上自衛隊で団体で海外に行ったことはありますが、特殊なものなので、個人のパスポートはそれまで持っていなかったんです。最初、夜、カルカッタに着いたんですけど、英語も何もしゃべれません。困ってた時に、日本の大学生が二人、同じ飛行機で降りたんですけど、一緒に泊まらせてくれと頼みに頼んで、その晩、ベッド二つの若者の部屋に、おじさんが入って（笑）、眠りました。それから、中里上人という北海道出身のお坊さんなんですけど、バイシャリというところにおられるとい

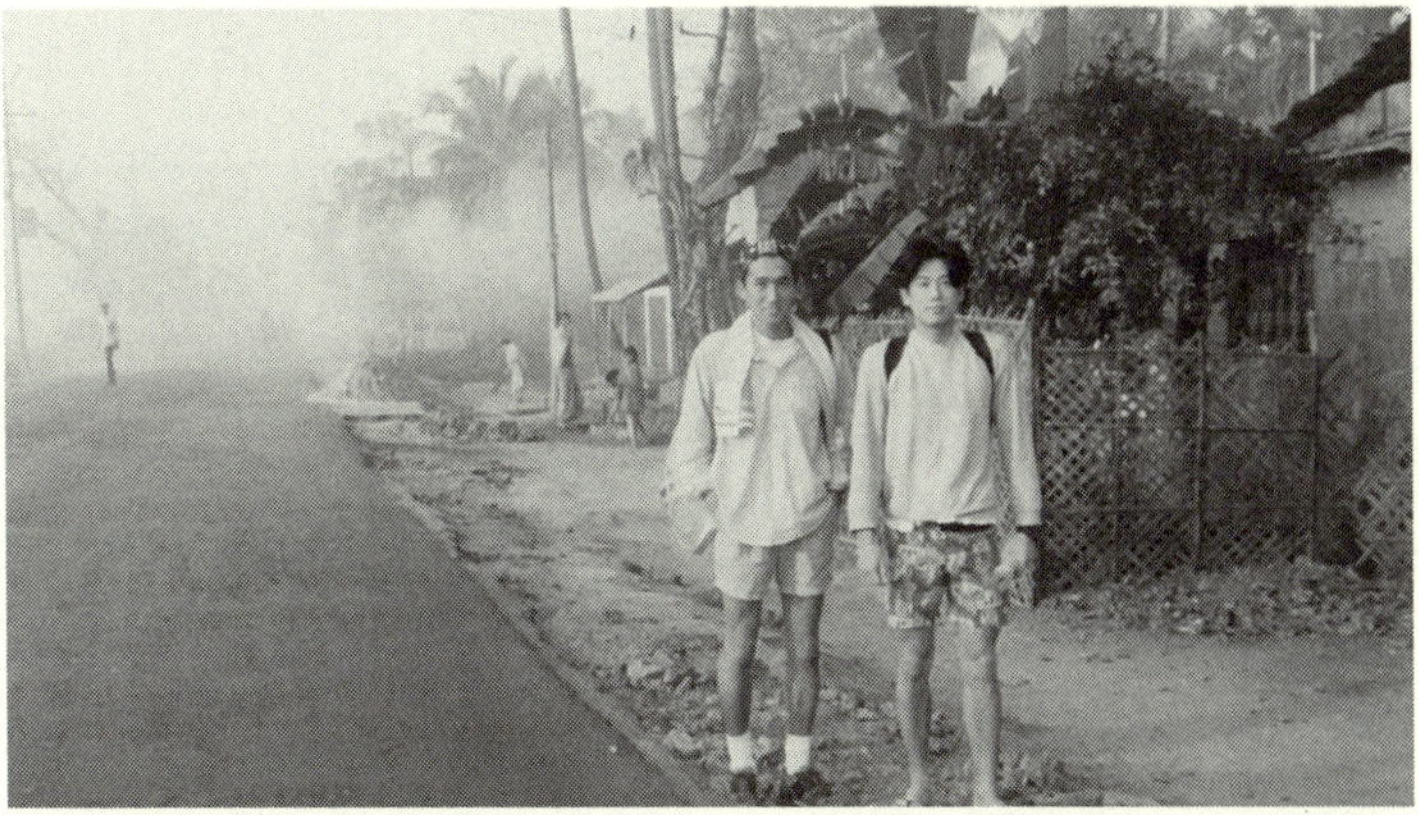
大変お世話になった大学生

うので、鈴木さんが連絡してくれたもんですから、そこに行きまして、二晩くらい泊まりました。そこからラジギールというところに、長距離バスで六時間くらいかけて入りました。

カルカッタからパトナ、ヴァイシャリに行った時に、もうすごくショックだったんですね。インドっていうのは、本当に騒音と異臭と、貧しさが満ちていて、心が痛んじゃったんですよ。それと、泥棒が多いとかで自分を守らなくちゃいけないと。鈴木さんがいうのには、ホールドアップになったら、パスポートは内側の太股のところに隠しておけというんです、外側はさわってチェックするだろうけれども、内側まではしないだろうからと。行く前からそんなことをいわれちゃいました（笑）。

ラジキールというところに行きましたら、何か自分がスカーッと取れちゃったんです。やっぱり、パワー・スポットなんでしょうね。そこで、ああここなんだと思いました。鈴木さんは、五カ所教えてくれまし

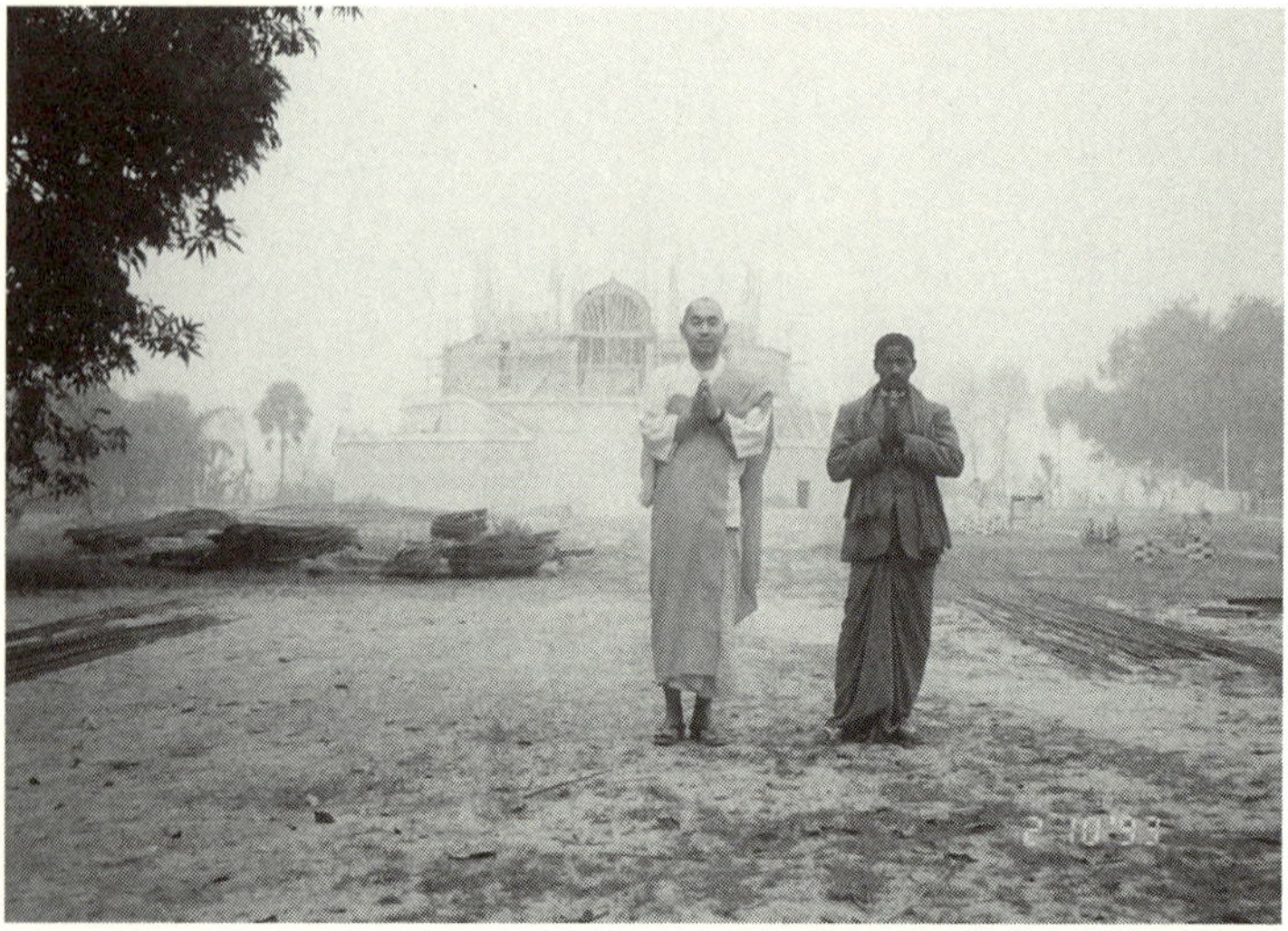

中里上人（左）とその食事系

たけど、私はどこが一番いいですかと聞いたんですよ。そうしたら、「先生は自然波動法を生んだ人だから、必ず分かるから、とにかく行けばいいんじゃないですか」ということでね。ラジギールに二晩くらい泊まりまして、インドへ入って一週間くらい過ぎちゃったんです。その間、ラーマなんか全然頭にないわけですよ。全く忘れているわけです。そのラジギールのお土産売り場に、ジャパニコマルという人がいました。彼のお兄さんが、日本人相手のガイドをやっていて、日本語を話せるんです。その彼が、帰りの飛行機をチェックしてくれるというので、一緒にラジギールからパトナまで、長距離バスで六、七時間かけて来てくれて、また二晩くらい彼と寝泊りを一緒にしたんです。インドの結婚披露宴に、彼を通じて出席したり、ガンジーが暗殺された場所と、資料館を見学して。もう一ヵ所連

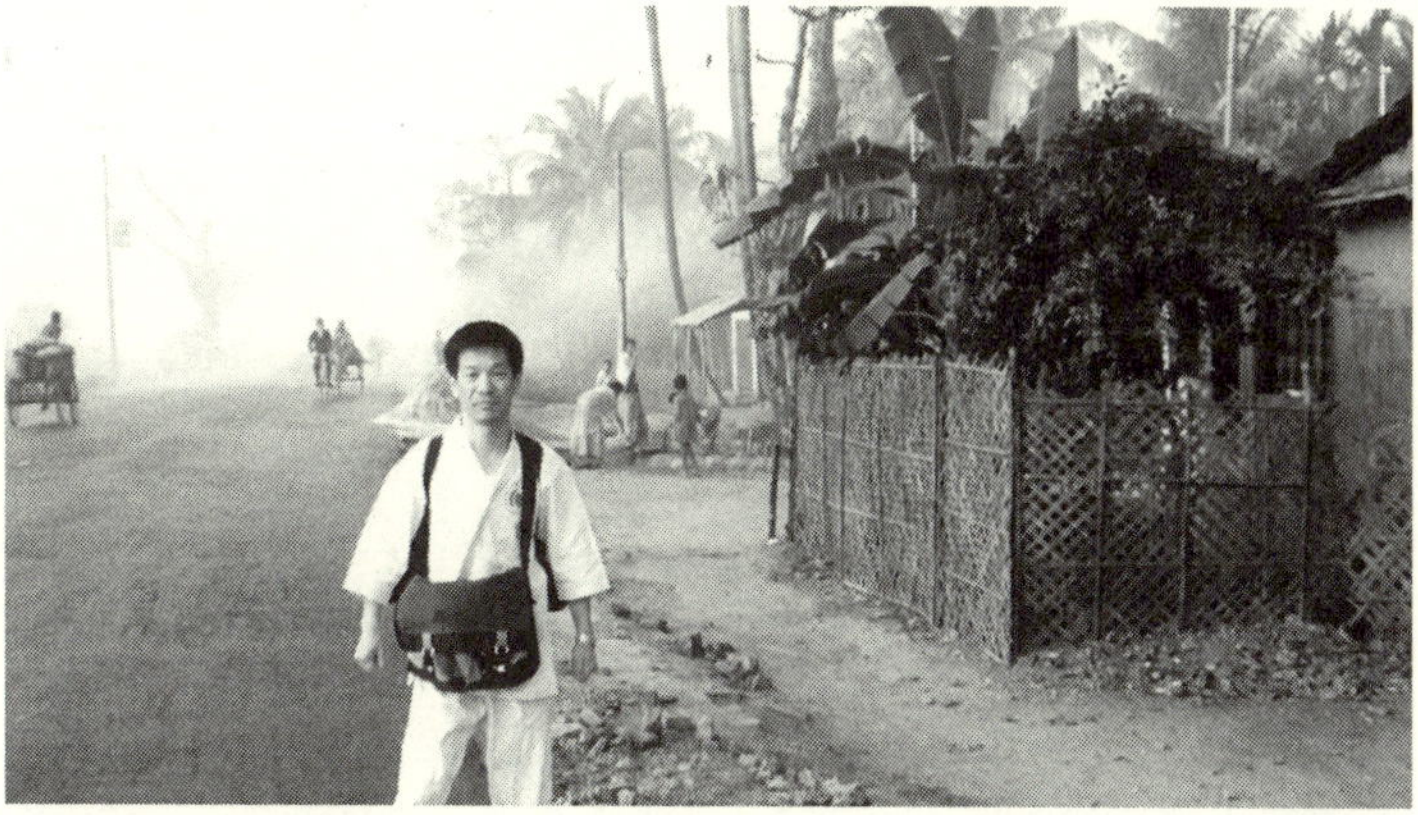
カルカッタで・著者

れていってくれたんですが、そこは博物館でした。博物館には、神様の石像が展示されていたのですが、その中に、ラーマ像があったんですね。それを見た時のショックたるや、それはもう大変なものでした。

●この一瞬一瞬を努力する

——結果的には、ラーマに会えたわけですね。

そうですね。私があの小さな治療室でラーマに会いに行こうと思った瞬間から、堀込さん、鈴木さん、中里上人、インドで出逢った彼ら、彼女たちが、全部私のために動いたということなんですよね。だからこの人生、間違いなくこれから先の運命というのは決められているんだと、私自身が体験、体感して帰ってきたんです。でも努力しないとだめだということはいえるんですけどね。

それともう一つは、曲がりなりにも我々は文化的生活をしていますけれども、ヴァイシャリあたりでは二千年前と同じように、太陽が昇ったら起きて、沈んだら寝るという生活です。貧しいけれど、彼らはどこかひょうひょうと生きているんですよね。それを見ていると、かえって向こうのほうが心豊かな人たちが多いんじゃないかな、という印象を受けました。

けれど、我々は日本人と生まれて、やるべきことがあります。それをやりながら、出家者と同じ心の持ち方をしていけばいいんじゃないかなと思って帰ってきたんですね。過去はもう帰ってこないんだから、過去に捕われない。また、先は見えないものですから、憂えてもしょうがない。だからこの瞬間瞬間を、努力してやっていけばいいんじゃないかなと思いました。

——何年くらい前のことですか。

七年くらい前（一九九三年時）です。そういえば、面白いことがあったんです。成田に帰る三日前、ホテルに戻ったら、知り合いになったインド人学生がホテルにきていたので、波動を送ったんですよ。そしたら彼らが動いちゃって。次の日、またもう一人友だちを連れてきましてね。波動を送ったら、また動いちゃって。インドにもっと滞在して治療してくださいといわれて、「インド人もびっくり」にびっくりって笑ったんだけど（笑）。インド人は敏感ですね。感ずる民族なんでしょうね。

——ラーマに会って、何か感じましたか。

宿命的な縁があったということですね。博物館にはいくつも神様の石像があったのですが、ラーマだけが奥さんと一緒に彫られていて、ラーマの顔の一部が欠けていました。写真を撮りたかったのですが、カメラのバッテリーがなくなっちゃって。だから、もう仕方なく、ただなぜるだけで帰ってくるしかなかったんですよね。日本ならよくおみやげ用の絵葉書などを売っていますよね。でも、そこにはなかったんですよ。だからこの目でしか覚えてないので、証明できないのが非常に残念なんですけどね。でもまるでラーマが待っていたように、会って帰ってきたのは事実なんです。だから学生たちにもいうんです。運命はもう決まっているんだよって。しかし、寝ていてはだめなんだよと。

●魂に光が入る

――ただ、運命という場合、自分は悪い運命だと思っている人もいるわけですが、それも避けられますか。

それはその時点からの思い方、考え方を変えればいいんですけど、なかなか……。例えば身体を病んで、心を病んで来ている患者さんは、とにかく自分が早く良くなりたいわけですよ。その方に自分のことばかりじゃなくて、みんなが健康になるように意念を出しなさいといっても、「自分が健康になれば出してあげるけど、今健康じゃない私にいわれてもできない」ということと一緒なんですね。変えることはなかなか難しいんですよ。

でもやっぱり波動を受ける段階の中で、また治療としての段階の中で、または来られた学生さんとのいろいろな会話の中で、勉強会の中で、ハッと気づいていくんですねえ。これがまた不思議なことなんですよ。だからこれとこれをやればオーケーですというということでもないような感じがすごくしてるんです。

やっていくうちに、何かの魂の部分で気づかされて、本当の自分に会えるというか、魂の部分に光が入るような感じがしてるんですね。これとこれやればオーケーですよということが提示されればいいんですけれども、捉え方が人それぞれ違うもんですから、この人はこういうふうにいってても変わったかもしれないけど、じゃあこの人に当てはまるかというとなかなか難しい。ただいえることは、私は、気の波動を受ければ受けるほど変わっていくことは間違いないような感じはしますね。非常に抽象的で分かりにくいでしょうけれど。

十年前までは気なんて一般には理解されなかったですよね。でも今は、波動といってもす

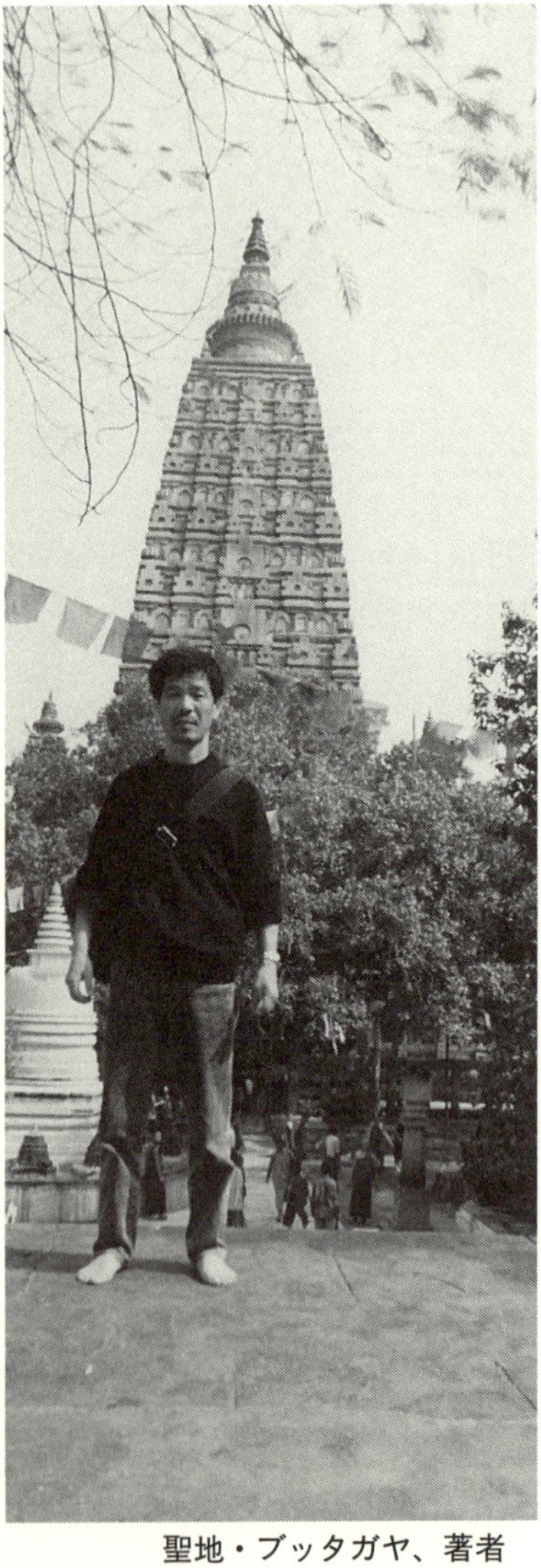

聖地・ブッタガヤ、著者

っと分かる時代に入ってきました。

だから魂も、おそらくあと十年経ったら、何か分かるような気がするということで世の中が動いていくんじゃないかと思うんです。今、変な事件、事故が多いですよね。もっと霊性、霊格、魂のスピリットの部分で、考えなくちゃいけない。その一点に気づかせるために、そういう問題が現れているんじゃないでしょうか。今までは肉体と精神面ばっかりを考えて、例えば子供には幼い頃から勉強だけさせて、いい塾に通わせればいいんだ的なことをやってきたと思うんですよ。

心の部分、魂の部分を親が持っていないのか、気づかせてあげる部分が足りなかったような感じがするんですよね。きっとこれからは学歴社会とかが崩壊して、霊性的なものが分かる、○×式じゃない、そういう時代に入ってくるんじゃないかと思っているんですけどね。

5　二十一世紀はスピリットの時代

魂を避けては通れないと、一九九八年のWHO（世界保健機関）執行理事会で議決されました。体を病んだ人のみならず、人間関係においても、今までのように肉体を鍛えて、心を強くすればいいというだけではなくて、魂・霊性を高めていかなくてはいけない。そしてまた、魂・霊性を認め合っていくのが二十一世紀だと思うのです。

●WHOも認めたように魂抜きには何も語れない

――自然波動法を創始されて十二年ほどということですね。この十年ほどで気に対する世間一般の捉えかたも大きく変わってきました。小室さんのもとにいらっしゃる方々にも、変化はありますか。

そうですね、以前とは、非常に変わってきました。自然波動法学院の生徒さんでいえば、自分が変わりたい部分がある。また、自分を変えようとしている、そういう方が増えました。また、私のところに来てから変わった自分に気づかされた、そういう方もいます。単に専門知識を得て、医療の道に進もうという方もおられますけれども、主婦の方とか、サラリーマンの方など、一人の人間として、自分というものをすごく深く捉えようとする方向に進んできていますよね。

施療を受けに来る患者さんですと、多くは、両親のどちらかの愛情の欠落によって、心の不調和を起こしているお子さん。高校生以上くらいの年齢ですね。十八~十九歳から三十四~三十五歳位まで。または今現在、お母さんがお子さんを育てている過程において、お母さん自身が不調和を起こしてしまっております。そういった例がとても増えました。

――それは肉体的な病気というよりも、精神的な病気ということですか。

そうなんです。私のところに来る多くは心の病なんです。それで、一九九八年にですね、

ＷＨＯつまり世界保健機関で、スピリットを取り上げたんです。二十一世紀は魂を抜きにしては、健康とか人の何かについては考えられない時代になると思います。といいますのは、今までＷＨＯは肉体と心だけを求めていたんですね。今度は、プラス魂の部分が入ってきたということですね。それでやっと自然波動法も、この十二年間で培ってきた魂、スピリットの部分で、活躍できると思います。

――そういった心の病気は、精神病とはまた違うのでしょうか。

違います。精神病に入っちゃいますと、我々には手につけられないです。もっと軽い、心療内科的施療ですね。

――そういう方は、自分で求めていらっしゃいますか。

それがですね、たとえば自分で電話がかけられないとか、自分で治療室まで通ってこれないという場合は、もう精神科なんですね。自分で自分の状況を話すことが出来る程度の方たちは、まだ私どもの治療の範囲内ということですよね。

●魂の奥深い部分まで響き渡ると、それが心を動かす

――最近、新潟の少女監禁事件とかありましたよね。ああいった事件の犯人なども、心の病だと思うのですけれども。

そうですね、それに近いものがあるんですよ、実際。ここまでというのは特殊なんでしょうけれども。例えば、お父さんからすごく暴力を受けて、心をかたくなに閉ざしてしまった

ような場合、今度は母親に暴力をふるって、そのうっぷんを晴らすというようなこともあります。

――今、幼児虐待もずいぶん問題になっていますよね。虐待を受けた子が親になると虐待する側に回る「虐待の連鎖」とかいわれていますけれど、報道で見る限りでは、そういう人たちは、自分から治療法を求めていくというふうではないような気がするんですね。

そうですね。自分で分からないでしょうね、きっと。そのお母さんも病気にかかっているんですね。たとえば夫婦関係の問題があったり、育児ノイローゼ的な問題を抱えていたり。または まだ精神的に子供を持つ資格が出来ていないものが、子供を持ったために、おかしくなってしまったり。自分自身だけで精一杯なのに、子供が夜泣きわめいたりすると、いらいらして、弱者にあたってしまう、というような感じがするんですよね。

――小室さんのところにはそういった方もいらっしゃるんですか。

はい、来ます。私のところはほとんど口コミなんですよ。連鎖反応じゃないけど。そういう方が非常に多くなってきたんです。遠くは岩手のほうからも、女子大生ですけど、心の病気で来たり。この前も熊本の方にちょっと出掛けていったんです。彼一人では来られないというんで、呼ばれまして。

――出張施療もやっていらっしゃるのですか。

そうですね、時間がないので、滅多には行かないですけど。

――そういった心の傷に、自然波動法はどのように働きかけていくのでしょうか。

一言では言葉に表すことができないんですけれども……。まずカウンセリングですね。その人の身になってあげて。これはどんなものでも、西洋医学でもそうだと思うんですけど。ただ、三時間待って三分の治療ということでは、なかなか心を掴《つか》むということはできませんので。私は、少なくても二時間、三時間はかけます。普通、待っている人もいるし、どうしても一時間とか二時間とか、施療の時間は限られていますよね。私は遠くから来た人は、自宅に泊めちゃうんです。それで昼間の時間は、二時間くらい施療をやって、あと家に帰ってから、夜の十二時、一時まで、お互いに腹を割って話す。そうしますと、非常に心が溶けて、きっとどこかで魂の部分で、奥深いところまで響き渡ると、それが心を動かして、最終的には、もやもやが晴れていくような、そんな感じがしますね。

——それは会話によるカウンセリングですね。

会話でまずカウンセリングします。それから気の通りがどうかということが一番大切なんですね。勉強されたことのない人には、気といっても捉えようがないんですね。見えるものでもないし、触れられるものでもないし。それで気の感じ方をテストするんです。気を感じなくても結構なんです。感じなけりゃ感じないで感じるようにします。それは観念を捨てる方法なんです。幼少の頃から今に至るまでに、何かの抑圧を受けた人は、形あるものしか信じきれない人が多いんです。そういう人はなかなか気を感じることができないんですけれど、固定観念を捨ててもらいます。

●固定観念が取り払われて気を感じるようになる

――でもそういう人は、気を感じないと、やっぱりその観念を捨てられないということにはなりませんか。

でも、それを取る方法が自然波動法ではきちっとあるんです。たとえば、安座、アグラが一番安全で安心な高さであるんで、あなたが一番リラックスする態勢で、心も全部開放してくださいって。そして前の方から外力を与えます。ところが、そうはいってもなかなか力を抜くことができないんですよね。

――リラックスって意外と難しいですよね。

そうそう、身体が抵抗します。これ以上倒れたくない自分があったりね。それを、もっと、力をぬいてください、と。するがまま、されるがまま、そういう心の状態になってくると、本当に軽いタッチでも、ぱっと倒れるようになってきますね。その次は、目を閉じたまま、手を触れずに、ここに気のボールみたいなものを感じてください。そして気のボールに押されるとイメージしてください。それに逆らわない自分を作っていくんですね。それを何回かやりますと、今度は目をつぶっても感じるようになっちゃうんです。そうしますと、その人に波動、気を送ると、肉体的には肉体が動きだす、そしてその人の悪い部分が動きだすわけです。動き出せば動き出すほど、心は反比例して、穏やかになってきます。それのくりかえしを何回かやっているうちに、心が解けていってしまっているんです。

●百人きたら九十九人に気を感じてもらえる

――気功でも自発巧があります。同じようなものですか。

患者さんに自発巧しなさいといっても、なかなか出来ないことですよね。だから、気を感じるようにするために、もちろん自発巧をさせるほうがいいんですね。一回、自発巧をさせると、非常に施療する側も楽です。

――そういう状態になってから気を入れるわけですね。

そうです、それがないと、さあ気を送りましょうといっても、結局その方には、気というものは分からないということで終わってしまうんですね。またもう一つは、気を送る側が、結局、自分の気を取られてしまうということですよね。だからそれを避けるためには、どうしてもその方に気を感じるようになってもらわないと。その一番てっとり早いのは観念を捨てることとです。

――そういったことで、ぱっとその人の意識は変わるものですか。

変わりますね。変わるんです。よそではどういう方法でやっているのか分かりませんけれど、やはりきちっと明確に、あ、これが波動なんだということを肉体と心で感じることができないと……。そうすると、そこに信頼関係が出来ますから。

ああ、何てこの気、波動は素晴しいんだろう、この先生に任せるんだ、と。だから気が分からないで帰すということは、あってはいけないことだと思っています。私は、十二年間やってきて、おそらく百人来たら九九人は分かってくれたと、自信を持っているんですけどね。

――今、お見えになる患者さんは、精神的な、心に傷を持つ方がほとんどでしょうか。

肉体もあります。交通事故の後遺症とか。あとは腰痛とか肩凝りというものはもう、波動とかよりも整体でやってしまいます。あとは、霊障的な憑依現象ですね。そういうのはどうしても避けて通れない部分がありますので、そういう憑依した霊を救ってあげるといったら語弊がありますけれども、光の世界に、会話しながら納得させて、そして上げてさしあげるんです。

●治療においても魂・霊を考える時代に

――憑依されている場合というのは、例えばどういうふうに分かるんでしょう。

例えば先ほど気のテストをした場合に、一秒間に何十回も瞬きをしたり、あるいは、げっぷがぐんぐん出てきちゃう。あとは咳込みです。また、手足が氷のように冷たくなってくる場合もあります。そういう現象は、霊的なものがあるという一つの目安になるんです。そうした時には、百会《ひゃくえ》に波動を入れて、それで霊を呼び出すんですけれども、なかには言葉として話すことが出来ない霊がいるんですね。憑依された霊が、人の体を借りていってきますので、それで発音の練習をさせるんです。アイウエオと。そうするとすっと話せるようになってくるんです。

――霊を呼び出すというのは、小室さんが霊を見るのですか?

それは見えないんです。残念ながら。

――その方の口を通じて霊が語ると？

そうです。たとえば私が、私だけに見えて、聞こえて、それを患者さんに伝えて、霊を光の世界に上げましょうなんていうと、これは嘘になりますよね、詐欺だといわれても仕方がないと思うんですよ。だってその方には、全然分からないんですから。あなたに霊がついていますよ、こういうふうに見えますよ、それを上げますよ、あ、上がりました、もう取れましたよ、何ていいますと、それはやっぱり、私には嘘になると思うんですよ。ところが、そのひとの口を借りて霊が語り始めれば、嘘だとはいえないですよね。本人は傍聴席にいるみたいに、全てが見えて、全てが聞こえているんです。

――自分ではそういうことをいおうと思ってないのに……。

そうなんです。意識があるわけですから。

――そうすると、驚かれるでしょう。

びっくりされます。それはもうショックですよね。でも認めざるを得ない。先ほど話したように、スピリット的な魂という部分を避けて通れないと、ＷＨＯの一九九八年の執行理事会で決議されましたので。これからは人の健康には身体と心と、プラス魂の部分が重要だということがより認識されると思います。西洋医学のドクターも、東洋医学の先生方も、魂の部分を無視しては人を治すことはできないというところに入ってきたと思うんです。それはすべからく、体を病んだ人のみならず、人間関係においても、やっぱり魂のレベル、霊性を高めるというんでしょうかね。今までのように肉体を鍛えて、心を強くすればいいというだけのことじゃなくて、魂・霊性の部分を高めていかないと。そしてまた霊性の部分で、魂の部分を認め合っていくのが二十一世紀だと思うんです。

●足ることを知って良いことを実行してゆく

——ただ、霊性や魂を高めるといっても、どうやって高めるのか難しいですよね。難しいです。

——肉体を鍛えるんだったら、スポーツとか運動法とかあるんでしょうし、精神というものもそれぞれ鍛錬法があるんでしょうけれども。

全くその通りだと思います。だからやっぱり簡単にいえば、善行ですね。良いことを思って良いことを実行していく。自分のためじゃなくて、足ることを知って。まあ足ることを知るといっても、自分はこれだけ、あの人はこれだけって、その差はあるのかも分かりませんけれども。やはり足ることを知って良いことを実行してというのが一番じゃないでしょうかね。簡単なことなんだけれども。それがやっぱり人生って難しい。出来ないんですよ。もっと欲しいんですよね。

——善行すれば、良いことしたといいたいし。

認めてほしいんですね。でも、二十一世紀は求められて、それが出来るような世の中に、なってくるんじゃないでしょうか。なってくるし、また自然波動法を学んできた我々の学生の所感を見ますと、そこにやっぱりいっているんですね。知らず知らずのうちに。これが不思議なんです。

――自然波動法の鍛錬法はいろいろあるのでしょうけど、簡単にいっていただくとどういうものでしょうか。

呼吸法と、神道の禊《みそぎ》ですね。川面凡児《かわづらぼんじ》先生の稜威会《みいづ》とご縁がありまして、もう十三年くらいになります。毎月海に行く。または滝に行く。そういうところに求めてはいますけれども。それは強制じゃないんです。あくまでも希望者のみを連れて行くということです。苦行ではね、もう現代人は追いてきませんので。でも不思議と波動や気をお互いに入れたり入れてもらったりしていると、霊動的なものが起きたり、自発動巧的なものが起きだして、自然と変わっていくようです。

ミクロの世界から、マクロ的な考え方になっていくような感じがすごくしているんです。

※4、5の対談部分『KARNA（カルナ）』（二〇〇〇年、五月・六月号より転載。文・日向悦子）
月刊誌『KARNA（カルナ）』㈱光祥社　東京都渋谷区神宮前4～18～6
☎03－3478－1284　http://karna.jp

●波動の伝播作用を有効に利用

人間は、出来事や人の心が発する波動に感応、共鳴する性質を持っています。

毎日の新聞やテレビは事件、事故で埋め尽くされ、さらに政治、経済、外交の暗いニュースで追い打ちをかけています。物質文明はさらにそのスピードを速め、進化を続けていますが、人間の心はそれとは全く逆行し、排他的な行動が増えています。そして、他人の迷惑を省みない衝動的事件も跡をたちません。

科学や医学が進歩すればするほど、まるで挑戦するかのように天変地異が起こり、事件や事故も増え、新たな病気も生まれています。これらの出来事が発生する速さは、今の一年は過去の五年に匹敵するほどです。

文化国家とは名ばかりで、物質面だけが独り歩きし、本来なら無限に高めなければならない心の成長は、残念ながら置き去りにされているのが今の日本の姿です。

これは、人間の驕《おご》りと悪なる想念（憎悪や羨みといった想い）に、宇宙の良心が感知したからでしょう。人間がこのことに気づくまで、世の中のこの流れは終わりを迎えることはありません。

人間は、善きにつけ悪しきにつけ、伝播する波動に感応、共鳴、同調する性質を持っています。

ここ数十年、いじめによる自殺、その他の自殺も問題となっています。一件の自殺が起こると、すぐにまた違うところで自殺者が出るという現象に気づいているでしょうか。これもまた、自殺の波動が伝播し、さらに、自殺を生み出していくという、人間が波動に感応、共鳴、同調する性質のひとつの表れなのです。

ここで逆に考えてみてください。人間のこの性質を良い方向に向かうように利用すれば、世の中の犯罪や事件は減り、ひいては一個人一個人の人生も素晴しいものになると思います。

では、その最短で最大の方法は？　新聞やテレビを利用することです。各新聞の一面に、毎日、必ず、善なる行いの記事を掲載するのです。テレビでも、子供たちが見る時間帯（朝・夕）に合わせて善なる行いを取り上げた番組を放送するのはどうでしょう。

そうすることによって、善の波動が善なる行為に伝播し、さらに良き行動を生み出すと思います。そして、やがてこの善なる波動は心のツボに届きますし、青少年の明るい未来に光を当ててあげることのできる一つの方法ではないでしょうか。

第２章　自然波動法の神髄

1　自然波動法の神髄

あなたが今現在、あなたの目の前におられる人を見る時に、その人のどれほどの部分が見えていますか。おそらくは、その人の百億分の一をもあなたは見えていないと思いますし、見ていないのが現状でしょう。

「おまえは何を言いたいのだ」とお叱りをいただくかも知れません。

今、私がこの文字を入力していますパソコンを取ってみましても、この私も、このパソコンの百億分の一とはいいませんがまったく見えていません。見えているのは、ディスプレーに映し出されている文字とキーボードだけであり、この中の複雑怪奇なメカニズムはまったく見えていませんし、分かろうはずがありません。

人間の身体もそうです。外見だけが見えていて、この中身の素晴しさは誰もが見えていません。

解剖学的見地から人間の身体を旅し、覗きますと、まさにそこに小宇宙を見ることができます。表皮を剥がし中に入り込みますと、そこには筋肉細胞が現れて、血管と神経が見えてきます、二百余個の骨が力強くも整然と並び、骨格筋が人間の身体の立位を可能にしています。また、各臓器も隙間なく並べられていて、その役目を黙々と果たしています。

ここで二、三の臓器の働きを見てみましょう。

心臓の働きはどうでしょうか。その働きは驚嘆に値しますよ。成人では、一日に十万回の拍動を続けていて、一日に吐き出す血液の量は、何と八トン（ドラム缶四十本分）にもなるというのです。

また、腎臓の細官を直線にしますと、優に一〇〇キロメートルにもなるといいます。その精密さと働きは、私たちが生活に使用しています、いかなる高価な浄水器でも足元にもおよびません。いやいや比べることすら失礼なことなのです。

肺においても驚きです。細気泡を平たく伸ばしますとテニスコート一面分ともなり、酸素（天の気）を取り得て、ガス交換を行なっています。

また、身体全体を網羅しています血管においてはどうでしょうか。その長さは全長十万キロメートルにもおよび、私たちに栄養分をひたすら送り届けてくれているのです。本当に臓器一つ一つとってみましても感謝ですね。どなたもいいますように、人間の身体は、ただただ、「神の愛の結晶」としか言い表すことができませんし、納得です。

さらに不思議なのは心ですね。人間だけが持ち得る喜怒哀楽の心の表現は、時には愛苦しささえ感じます。

そして人を愛する心。人を憎む心。自然の美しさに触れ、涙するあの不思議な心の動き。そしてまた、ストレスによって簡単に壊れてしまう程の薄っぺらな心。知れば知るほど不思議な私たちの身体なのです。その中でも仁愛なる心を育てることはとっても大切なことです。仁愛は全ての人間に持たされた珠玉であり、珠玉こそが仁愛でなくてはならないと思うのです。私たちがこの地球上に生を受けて、到達しなければならない永遠なるテーマは仁愛なる心の成長だと思います。今も続いている宇宙の広がりを誰も止めることができないように、人間の心（愛）の無限なる成長を誰が止めることができましょうか。

自然界の素晴しさに触れて、人を愛し、物を愛し、今存在する自分を愛する。さらには、今、自分に授けられている心を愛し、心を包む肉体を愛することです。そこに心と肉体の安住があります。

「自然波動治療は、病める人の何百の経穴《ツボ》を必要としません。たった一つの心のツボに波動を注ぎ込むのであります。心のツボに到達した波動は波紋が広がるように、経絡経穴をくまなく覆いつくし、自然治癒力を奮起回復させます。ここに自然波動法の神髄があるのです」

2　自然波動法の根幹（心を癒し、心を解き、心に気づかせ、心を育てる）

●心を癒す

羽に傷を負った小鳥をいたわるように、傷のみに心を奪われることのないように。きっとあなたもするでありましょう、小鳥を抱きしめながら水をあげることを。

●心を解く

あなたがあなたの愛する人の話を辛抱強く聴けるように、傷ついたその方の話に辛抱強く耳を傾けることです。そして、絡み合ったその方の心の糸口を見つけほぐすのです。

●心に気づかせる

あなたが体験、体感、体得した分量でしか、その方に気づかせることは難しいのです。そして、その方の受け入れる心の受け皿が整った時でしか、その方の心に届かないのです。

その方に流れている心の時間と段階と、タイミングが必要となります。

●心を育てる

獅子は、我が子を谷に落として強い獅子に育てると聞きます。しかし、どうでしょう動物園の獅子は、決してそんなことはありません。

人の子も同じで、子は生まれた環境の中で育児されます。が、物事の善悪と人生の道標（愛）を誰の手（心）によってなされたかが、その方のその後の人生を左右します。欠落した心の穴埋めは大変な時間を必要とします。根気よく解き（穴埋め）、焦らずに気づいてもらうことです。

その方がひとつのものに気づきますと、素直な心が芽生え、気持ちに変化が起きます。そして、人としての感性が戻り、いろいろなものに興味を示すようになります。感謝の心が起こり、自分から進んで心の成長に努力するようになります。

3　自然波動法適応症

波動法による適応症は、心身症によって起こった病状に多大の効果と好転が期待できます。また、霊障によってひき起こされた病状にも期待できます。

循環器系、呼吸器系、消化器系、内分泌代謝系、神経系、骨格・筋肉系、皮膚系、耳鼻咽

喉科領域、眼科領域、産婦人科領域、手術後の状態、口腔領域などの中で心身医学的治療を必要とする場合及び霊障。

4　心の不調和を起こす一〇〇選

二十二年間にわたる治療現場から、心の不調和によって引き起こされた身体の変調の問題点を一〇〇に絞ってまとめてみました。

あなたは過去と現在において、心あたりの箇所がいくつありますか。また、あなたはその時どう対処したのでしょうか。そして、今現在、どう対処しているのか、しようとしているのでしょうか。

①　自分の生い立ちに対して一喜一憂して引き起こされる心の不調和
②　母性愛の過多によって引き起こされる心の不調和
③　父性愛の過多によって引き起こされる心の不調和
④　母性愛の欠陥によって引き起こされる心の不調和
⑤　父性愛の欠陥によって引き起こされる心の不調和
⑥　父母の離婚によって引き起こされる心の不調和

⑦父母の共働きによって引き起こされる心の不調和
⑧私生活の乱れ（ギャンブル、その他の遊戯）によって引き起こされる心の不調和
⑨師、先生または理想と仰ぐ人（男女）に未だ逢えないために引き起こされる心の不調和
⑩食生活の乱れ（暴飲、暴食、特にストレスによって起こす過食）によって引き起こされる心の不調和
⑪恋愛（片想い、別れ）によって引き起こされる心の不調和
⑫人間関係（職場、学校）によって引き起こされる心の不調和
⑬生理的（特に潔癖な性格の人）不調和
⑭互いの価値観の違いによって引き起こされる心の不調和（特に夫婦間において）
⑮互いの教育の違いによって引き起こされる心の不調和（特に夫婦間において）
⑯親の学歴主義教育によって引き起こされる心の不調和（親子間）
⑰ＩＱ（人の知能指数、点数性教育）のみを求めて育てたがゆえに引き起こされる心の不調和
⑱期待しすぎ（親が子に対して能力以上のものを求める）によって引き起こされる心の不調和
⑲不眠によって引き起こされる心の不調和
⑳自分の能力以上（高き願望）の目標に到達できないためによって引き起こされる心の

不調和

㉑　自ら卑下した生き方によって引き起こされる心の不調和

㉒　嫉妬によってよって引き起こされる心の不調和

㉓　欲（物質欲、名誉欲、睡眠欲、食欲、性欲など）によって引き起こされる心の不調和

㉔　信仰（入信）によって引き起こされる心の不調和

㉕　自分の目標、目的を達成し得ないためによって引き起こされる心の不調和

㉖　故郷（田舎）を持たないためによって引き起こされる心の不調和

㉗　見返りを望んだ行動によって引き起こされる心の不調和

㉘　自分の働きに対して認めれないために引き起こされる心の不調和

㉙　自分が認められない（抜擢されないため）で引き起こされる心の不調和

㉚　身体的欠陥によって引き起こされる心の不調和

㉛　出身地（出身地コンプレックス）によって引き起こされる心の不調和

㉜　持って生まれながらの虚弱体質によって引き起こされる心の不調和

㉝　偏差（霊）によって引き起こされる心の不調和

㉞　人の裏切りを受けたことによって引き起こされる心の不調和

㉟　ドラッグ（薬物）によって引き起こされる心の不調和（肉体的部分を含めて）

㊱　シンナー中毒によって引き起こされる心の不調和（シンナーによっての偏差）

㊲　抑圧によって引き起こされる心の不調和（脅迫、邪魔が入るなどを含む）

㊳ 嫁、舅、姑、小姑の関係によって引き起こされる心の不調和
㊴ 両親の不仲によって引き起こされる心の不調和
㊵ 仕事の内容が自分に合わないために引き起こされる心の不調和
㊶ スポーツ障害によって引き起こされる心の不調和
㊷ 交通事故後遺症によって引き起こされる心の不調和
㊸ 結婚の破談（親の反対を含む）によって引き起こされる心の不調和
㊹ 労災によって引き起こされる心の不調和
㊺ 末期癌によって引き起こされる心の不調和
㊻ 家庭不和によって引き起こされる心の不調和
㊼ 更年期障害によって引き起こされる心の不調和
㊽ 季節、気候によって引き起こされる心の不調和
㊾ 環境の変化によって引き起こされる心の不調和
㊿ 過労によって引き起こされる心の不調和
51 物事がうまく進まないことによって引き起こされる心の不調和
52 閉鎖、高所恐怖症によって引き起こされる心の不調和
53 自分の体臭、口臭に対して引き起こされる心の不調和
54 清潔な性格に引き起こされる心の不調和
55 不感症によって引き起こされる心の不調和

㊱ インポテンツによって引き起こされる心の不調和
㊲ 経験（仕事、性などを含む）のなさによって引き起こされる心の不調和
㊳ 体力の面で人（他人）と比べてしまって引き起こされる心の不調和
㊴ 潜在意識（特に過去の失敗などのマイナス面）の顕現によって引き起こされる心の不調和
㊵ 老いていくためによって引き起こされる心の不調和
㊶ ある病にかかるのではないか、またはすでにかかっているのではないかとの思いによって引き起こされる心の不調和
㊷ 死に対して、または死んだ後の自分はどうなるかという思いに対して引き起こされる心の不調和
㊸ 不倫（自分、または自分の相手）によって引き起こされる心の不調和
㊹ 自分に合う趣味が見つからないために引き起こされる心の不調和
㊺ 水子のことが気になって引き起こされる心の不調和
㊻ 自分の時間（プライベートタイム）が作られないで引き起こされる心の不調和
㊼ 育児の難しさによって引き起こされる心の不調和
㊽ 子どもの教育によって引き起こされる心の不調和
㊾ 子どもの進学によって引き起こされる心の不調和
㊿ 子どもの素行の悪さによって引き起こされる心の不調和

⑺ 会社の倒産によって引き起こされる心の不調和
⑺ 財産分与の問題によって引き起こされる心の不調和
⑺ 仕事の順調さが欠けてしまったためによって引き起こされる心の不調和
⑺ 借財によって引き起こされる心の不調和
⑺ 将来に対する不安によって引き起こされる心の不調和
⑺ 過去を引きずることによって引き起こされる心の不調和
⑺ 長期間開発途上国の生活になじんでしまい文化生活に戻れなくなってしまったために引き起こされる心の不調和
⑺ 夢見の悪さに一喜一憂することによって引き起こされる心の不調和
⑺ 手相、占いによって引き起こされる心の不調和（あまりにも信じてしまうから）
⑻ 自らの運命を否定することによって引き起こされる心の不調和
⑻ 強い思想によって引き起こされる心の不調和（偏った強い思想にのめり込んでしまうため）
⑻ 誰にもいえない秘密保持によって引き起こされる心の不調和
⑻ 衝動買いをしてしまった後悔によって引き起こされる心の不調和
⑻ 全てが肯定できない自分に対して引き起こされる心の不調和
⑻ 孤独によって引き起こされる心の不調和
⑻ 管理されていることを嫌って引き起こされる心の不調和

⑧⑦ 突然起こってしまった事象に対処できないために引き起こされる心の不調和
⑧⑧ いじめによって引き起こされる心の不調和
⑧⑨ 脅迫観念に怯え引き起こされる心の不調和
⑨⓪ 仕返しによる恐怖感に対して引き起こされる心の不調和
⑨① やってしまったことに対しての不安感に引き起こされる心の不調和
⑨② 自分の異例の出世によって引き起こされる心の不調和
⑨③ リストラ、出向によって引き起こされる心の不調和
⑨④ 酒に溺れたことによって引き起こされる心の不調和
⑨⑤ 性生活の過度によって引き起こされる心の不調和
⑨⑥ 性生活の無さによって引き起こされる心の不調和
⑨⑦ 職場の役割に対しての不満によって引き起こされる心の不調和
⑨⑧ 家系にこだわることによって引き起こされる心の不調和
⑨⑨ 自分の気持ちが相手に理解してもらえないために引き起こされる心の不調和
⑩⓪ 過度の愛を求めるがゆえに引き起こされる心の不調和

5　波動法生起までの経路

●私の生い立ち

知るよしもない第二次世界大戦、その大戦終末前年の一九四四年に、私は福島県の南に位置する小さな町に生を受けました。その町を出て早くも四十二年の歳月が流れ、故郷を想い浮かべる歳に入りました。

私の故郷は山と川と空と、さらには人情までをも調和しうる町で、その美しさは今も変わりはありません。

私はその故郷で、私に関わったすべての人に愛されて育てられ、その慈しみの歳月はなににも替え難い宝であります。限りなき愛の中で、友と語り明かした人生旅路の数々、また夜空の満天の星を仰ぎつつ、人生の儚さを想い知らされたのも、この故郷であります。

父親以上の檄を飛ばしてくれたあの人。私の心に傷をつけずに、教え導いてくれたあの方。また、お前の人生が誤らずに進むようにと、語らずとも教えを授けてくださった先生方。

故郷の自然から受けた恩恵、人との出逢いにより導かれ、教えられた数々の知恵の、どれもこれもに感謝することができ、その愛の深さに、とっぷりとひたる人間に成長できた今ある自分を、心より幸せに想うことができるのです。

そんな中にも、自分の生まれたことに対する悩みと、死に対する異常なくらいの恐怖心が芽生え始めたのを振り返ると、それは美しい故郷の自然を背負ってのびのびと育とうとしていた十三歳の頃でした。

深夜ラジオから流れ出る浪曲独特の、何とも例えようのないメロディーを聞くとはなしに聞くうちに、ますます生まれたことの儚さと、体の中から湧きでてくる死に対する戦慄を覚えたのです。

誰にでも訪れる死。その死の恐怖と、死後の世界を知るよしもない自分とのジレンマに、私を産み育ててくれた両親を心の底から恨んだのです。

それからというものは、昼であれ夜であれ、時間、場所を問わずに死に対する恐怖心と人生の儚さが想い浮かび、何で生まれてきてしまったのか、生まれ出てこなかったならば、こんなにも死ということに捕われないですんだのにと、想い悩む日々を過ごしていたのです。

こんなにまで苦しい想いをするくらいならば、いっそ自殺をしてしまったほうが楽なのではないかと、夢遊病者のように私を死の淵に向かわせ、ふと我に返ると、目の前一メートルくらいの所を電車が通り過ぎて行ったこともあり、あの時の電車の大きさと、音の大きさは、瞬時なる記憶の中にインプットされて離れません。

その死からの恐怖と、人生の儚さの辛く苦しい暗黒の世界から抜け出すまでに、三十年の歳月がかかったのです。

この想い悩む心も体も、私自身のものであり、それはいくら両親であっても兄弟であっても、私に変わることはできないのです。

それゆえに、私が私である以上、私の心と体で死というものの本質と、なぜこの世に生まれ出てきたのかを悟らなければならなく、どんな高僧が説法された死生観であっても、私みずからが納得した死生観でなくては、それは偽なる死生観でしかないのです。

●死をタブー視してはならない

死とはどういうことかというと、死とは絶対に誰にでも、何かの形でやってくるものであるということです。それゆえ、死をタブー視してはいけない。この事実こそ、私は私の心の中で深く考察し、その時を迎える時の心の準備、すなわち、いかにこの世での生命を全うすべきであるかを考えなくてはならなかったのです。

私が初めて死人を目の当たりにしたのは、忘れもしない一九六二年十二月二十四日、クリスマスイブの深夜です。

イブに酔いしれた者たちが、三三五五と家路に急ぐ宇都宮市内を通り抜け、雀宮町に入ってまもなく二回目のパンクをしたのです。

私の実家の家業は、運送業を営み、この夜も製材を積んで東京に向かう途中であり、冬休みに入った私は助手として家業の手伝いをしていたのです。

これから起こる事故は、十八歳である私にとっては、余りにも強烈にして人間の生命の尊厳をまざまざと思い知らされたのです。

無比無情の儚さを一瞬にして受け止め旅立たれた人、何か宇宙の大きな力により、助けられる人との分岐点（生と死の分岐点）を、この夜に見せられたのです。

二本のタイヤがパンクしてしまった今となっては、どうする術《すべ》もなく、運転手は、後続の車を待ち、その車のスペア・タイヤを借りるべくもう一人の助手と三人で、トラックの中に入ってそれを待っていたのです。

三十分も経過したでしょうか、ドンという音がトラックの後部から聞こえ、急いで降りてトラックの後部に行ってみると、四十歳前後の男性が、右後部のタイヤの外してある所にオートバイもろとも突っ込んでいたのです。オートバイのステップは垂直に曲がり、グリップのゴムは半分ほどなくなっていました。

外傷は右半身打撲と右上肢、右下肢に擦過傷がみられましたが、いたって元気で「いやあ、車が同じように走っていたと錯覚してしまったんですよ」と痛さをこらえての言葉。オートバイのエンジンも支障なくかかり、「気を付けて帰ってください」との言葉を聞いて四十歳前後の男性はその場を走り去って行きました。

運転手も「これはまずいなあ、一本でも何とかしなくては」とのことなので、もう一人の助手とともに大きなタイヤを転がしながら、パンク修理屋を求めて、冷たい夜風の中を探し出たのです。何と転がすタイヤの重いことか……。

約一キロメートルも行くと「パンク修理屋」の看板が見えてきたのでホッとし、真夜中ではあったのですが事情を話し、約四十分後パンク修理も完了、再びタイヤを転がしながら我がトラックに向かいました。空気の入ったタイヤは踊るように軽く転がり、ついて行くのが大変なくらいでした。

行き交う車のライトに浮かび出ては消える我がトラックが見え出した時には、やれやれの思いでした。トラックまで約二十メートルくらいの所までできますと、トラックの後ろ側がこうこうと明るいのです。私はすぐに、後続の車がきて、後に停車している明かりであると見て取ったのです。しかし、その直感は間もなく裏切られました。よくみると、ガラスの破片が路上に散らばっているではありませんか。みるみる私の体は震え、事の重大さを察知するのに時間はいらなかったのです。

恐る恐るトラックの後ろ側に行ってみますと、警察の車と、医者の乗ってきた車の明かりが、トラックの真後ろに横たわっている三十歳前後の男性を照らしていたのです。

無言の男性は、十二月の冷たい舗装道路にオートバイとともに倒れ、血と酒が入り混じった独特の異臭を発していました。ガラスの破片が血の海に没していて、黒ずみつつある血とその男性を、四号線を行き交う車のライトがさらに浮かび上がらせ、何とも不気味な世界を作りだしていたのです。

また流れ出た血が、その男性のこの世で流す最後の涙のように見えて、今でも私の脳裏からは消えることはありません。新婚三カ月目とは、その後知ったのです。

あのような状況下にありながらも、あの看護婦の冷静なる態度には、十八歳の子供ながら強烈なインパクトを感じたのです。

無言で横たわっている男性の顔の血を、脱脂綿で丹念に拭き取り、最後に、鼻と耳に脱脂綿を詰め終わって平静としていたあの冷静にして沈着な態度に、私は看護婦としての偉大さに感動したものでした。

人の一生は誰にも分からないものであります。同じ条件下であっても、生と死の二つの道が常に同居しているこの現実を省みる時、一人の男性は、図らずも生命線を断つことなく済み、もう一人の男性は、無情にも新婚三ヵ月にしてこの世を去ることになったのです。残された家族、両親、兄弟などを想うと断腸の想いでした。しかし、人間の生命には神だけが知る生命の糸があるのではないかと、漠然とではあったのですが、その事故を通して感じていました。

人間の生命は、いかなる医師であっても、神が定めた生命の糸を、神に代わって持つことはできないということを。

この事故を機に、その後の私の人生はいろいろな事故に遭遇するのです。

●死とは何か、生とは何か

明けて一九六三年三月、私は海上自衛隊に入隊しました。十八年間のうちの十年間を潜水艦乗組員として職務に従事し、いろいろの体験と、諸先輩方の良き指導を受け、他の人には味わうことのできぬ経験をさせられたのであります。その生活の中においても、数々の事故に遭遇し、人の運命の一端を見てきました。しかし、ここでは立場上、ひとつひとつの事故の再現はしません。

相変わらず私には、死生観の重圧だけが重くのしかかっての生活が続いていました。

死生観という難題が、さらに私を混迷の道に誘い入れたのは潜水艦学生の時でした。教務の一環として、広島県内にある仏通寺というお寺に座禅を組みに行った時のことです。座禅指導に当たってくれました僧の説法の中で、「あなたたちは、これから潜水艦乗組員として国の防衛にあたる訳ですが、事故などによって潜水艦が絶対に浮上できなくなってしまった場合。また潜水艦が深く深く沈んで行って、最後には水圧によって押し潰されるそのような時には、『自分を見つめて、見つめて、見つめ直す』のですよ。そして見つめることによって、堅い堅い潜水艦の鉄の中からも、そして深い深い海の底からも出てくることができるのです」というようなお話を聞かされたのです。

私は、この言葉の意味に困惑を感じざるを得ないのでした。なぜ、人間が堅い堅い潜水艦の鉄を破って、そしてまた深い深い海の底から抜け出ることが可能なのでしょうか。

この疑問を解くためには、それから十六年の歳月が必要であったのです。

今日ある私をつくってくれたのは、高校の担任でもあり、ラグビー部の監督でもあった早川信平先生との出逢いにより、精神的、肉体的に好影響を受けた時に始まり、海上自衛隊での同期、そして先輩方との出逢い、特に潜水艦での十年間の生活は私にとりましてかけがえのない「和の精神」の大切さを教えてくれました。元潜水艦隊司令官であり、海将で退艦されました三成祐二様の素晴しい人間性にもふれることのできたことも幸運だったと思います。

さらには神戸において日本拳法を通して、桜井貢先生と運命の出逢いがあり、さらには貢先生の兄であります桜井伸一先生との出逢いにより私の今ある人生は決定づけられたのです。格闘技の世界に足を踏み入れたことにより、真の男の友情と人を殺すことの殺法を学び、血と汗と涙の世界を知りました。

また、両師匠による「人を活かす」という活法を学ぶことができたのです。それらの流れに沿って、何の抵抗もなく指圧、マッサージの免許を修得し、一九八三年にこの道に入ったのです。

右も左も分からない職業の世界に足を踏み入れたのですが、物を売る職業ではなく、技術と心を売る職業だけに、そこにまた自らの試練を課せられた訳です。

開業以来の三年間というものは、今までの自分の人生において受けたことのない苦難の道でありました。しかしながら、この三年の間に出逢った人との交わりによって、身体の痛み、心の痛みをかなり知ることができたのです。が、しかし治すまでの技術も知性も乏しく、数多くの人に迷惑をかける結果となったのも正直なところです。これらの反省の上において、今ある私に免じて許しを乞いたいと思っております。

●「水行」で得た悟り

一九八八年二月一日、酷寒の早朝、私の心の試練を乗り越えるべく水行に入ったのです。二月三日、水行を始めて三日目です。昼近くになり、今までの自分と違う自分を見出すことができたのです。それはどういうことかというと、何ものにも捕われない自分というものを知ったことです。焦らずに焦らずに、すべての心の苦悩は自分が作ったものであること、この人の世は、どんなに悶《もだ》え焦ったとしても、なるようにしかならないのであり、今、自分の目の前に起きている事象を一所懸命消化して行くことであるということなのです。

つまりは、明日のことは考えず、今私の目の前に来ている患者さんに誠心誠意、治療技術と愛を注ぐことであるということです。

このように気づかせられた時に私は、今までの苦労も苦悩もどこかに吹き飛んだのです。「焦らずに、焦らずに」、この言葉は私自身の鎮魂の言葉でもあります。

同月二十六日の真夜中に、我が人生過程の中の反省を促す夢を見せられました。自らを省み反省、そして懺悔したのです。

同月二十七日（土）午前三時三十分頃、霊夢の中で、厳かなる音楽が流れ、真っ青な天空に霞が二回ほど覆ったのです。その時には未だこれが何であるのか知るよしもありません。

二十八日の早朝、人の心の病と、肉体的な病を根本より治療に向かわせる力を授かったのです。奇しくも同日、私の父が脳血栓のため倒れ入院しました。

さて、授けられた力とはどんなものかということですが、今流に分かりやすくいうならば、中国の気功をイメージしていただきたいと思っていますが、しかし、ことはそんな簡単なものではないのかも知れないのです。

●異常なパワーと不思議な体験

この三年間に起きた事象のすべてを書き記すことは、到底不可能に近いです。ゆえに、その中の一端を抜粋紹介しまして、自然波動法なるものを理解していただき、一人でも多くの病んでいる人を救うことができたとしたならば、それは私にとって望外の喜びであります。

二十八日（日）第三期生（武道救急法）の学生八名を指導していましたので、二十七日から起きた事象をお話しして、先ず始めに四人の学生に仰臥位になってもらい、波動を送ると、その内の三名が身体に触れることもなく動きだしたのです。さらに残りの四人の学生を仰臥位にし、波動を送るとその内の三名が身体をよじるように動きだしたのが事の始まりであり、本当に不思議な体験であったのです。

明けて二十九日（月）から、いよいよその力を持って、来る患者さんに送ったのです。不思議な力により動かされる患者さんは気味悪がり、その後、来院しなくなった患者さんが数名でる有様でした。

しかしながら、この波動が入るとその方の一番悪い患部が何らかの現象を見、数回の治療により完治してしまうので、その結果に対する驚きは言葉に表すことはできないのです。

治療を続けていく過程においても、私の身体には異常なパワーと不思議な体験をさせられていました。

●子宮摘出手術をしなくてすんだ……

ここではさらに、自然波動法を理解していただくためには避けて通れない事実を書かなければなりません。それは霊障によって引き起される身体の変調であります。

一九八九年六月八日、三十五歳の主婦の方が口コミにより来院されました。

二年前に帝王切開により、二子目を出産したが、その傷口（上下の傷口は親指大）がふさがらないため、下の傷口から子宮にばい菌が入っては大変なことになるということで、二十八日に子宮の摘出手術が決まってからの来院でした。

問診をしてみますと、その主婦は前年に摘出手術を試みましたが、手術寸前にある発作が起きて、手術は実行されなかったとのことです。今回の摘出手術の折に、その発作が出ないようにして欲しいとの願いからの来院です。

波動法の説明を行なった後にさっそく、波動治療に入っていったのです。

摘出手術まで二十日間しかなく、週三回の治療にしても、せめて一ヵ月の期間が欲しいものと思ったのですが、その主婦の方は異常なくらいに、摘出の前日まで毎日通院しますとのことです。

波動治療開始後の三日目の朝、「先生、今まで見たこともない、帝王切開時に縫い合わせた糸が、長いまま出てきました」との報告があり、本人は非常に不安がっていたのですが、私は大丈夫と励まし、治療に専念し続けたのです。

五日目の朝、「先生、今度は傷口の上下の穴がふさがってきています」とのことです。開始後七日目の朝、傷口を見ると傷口はカサブタになってきていました。六月二十三日は、某病院において子宮摘出手術をするか否かを決定する日であったのです。

午前九時三十分来院、波動送波は二十分間とし、その主婦の方は摘出手術の最終決定の判定を仰ぐべく某病院に向かったのです。

同日午後二時頃、その主婦から、「先生、子宮摘出はしなくなりました」とのはずんだ声が受話器に飛び込んできたのです。

女性であることの一番決定的な子宮を、摘出せずに済んだのです。この驚きと本当に良かったとの思いは、波動治療家として生涯忘れることのできぬものとなりました。

●人間は宇宙の想念波の影響を受けている

この実際に起きた事実は、現代医学、現代科学で解くことは未だできないと思います。私はこういった霊障によって身体に影響をおよぼされ病んでいる人を、過去十七年間に五百余名（現在十七年間で五百十余名）治療し、治癒に向かわせることができました。

「病を治すメカニズム」の項の中で記しておきましたが、すべての人間には必ず宇宙の想念波（意志）の影響を受けているという事実を伝えたいと思っています。そしてまた、ここに我が死生観に悩み続けた三十年の歳月に幕を閉じることができたのです。それは、人間は死ぬと肉体のみを捨てるだけであって、魂は、想念の世界に永劫に生き続けるという事実です。

想念（魂）は時間、空間、物体には何ら影響を受けません。ここに私は初めて仏通寺の僧のいわれた、「堅い、堅い潜水艦の中からも、深い深い海の底からも脱出できる」ということの意味が解けたのです。

最後に誤解を受けぬように断っておかなくてはなりません。これらの起きた事象は決して私にだけ与えられた力ではなく、正しい指導者のもと、正しい勉強と、正しい自己修練をしていけば、誰にでもなし得る人間本来に授けられている力だということです。

さらにはここに、この自然波動法は宗教ではないことを記しておきます。この自然波動法は東洋医学治療の一分野であり、西洋医学の心理療法の一端を担うことのできる一分野であることを、治験例を持って証明いたします。

●必ずくるであろう肉親との別れ、その時、あなたはいかに迎えますか

私は一九九九年最愛なる父を亡くしました。その悲しみは量り知れないものがあります。それは同時に宿命的な自らの生が終わる時にも似ているような気がいたします。

その父の死に立ち会って、人間としていかに我が道を生きて行くかが問われる瞬間でもあり、教えの瞬間でもありました。

ここに私の父を振り返り、自然波動法が生まれた原点を表したいと思います。

去る一九九九年三月十九日（金）午後六時十六分、父、小室重次（大正四年四月一日生まれ）は八十四歳の天寿を全うし実相の世界へと帰って行きました。それはそれは静かなる旅

立ちでありました。

さて、その父を語る前に、父の父、祖父（小室熊次郎）を語らなければなりません。

なぜなら、父の全ての姿勢が、父に語り聞かされた祖父の生き方と、生き様にあまりにも似ていたからです。小室家（現、福島県西白河郡中島村代畑九十四）は神道の宗派を持つ農家でありました。

【祖父・小室熊次郎】

一九九四年、私は小室家の家系図を作成すべく父の実家を訪れ調べました。一八五三年（嘉永六年、ペリーが黒船で浦賀沖に現れた年）以降しか分からず、残念ながらそれ以前の家系を辿ることができませんでした。

父に聞かされた祖父という人は、西白河郡野木沢村出身で、土臼製造職人であったようです。小室キチに婿養子に入り、その性格はまれにみる良い性状の持ち主であり、乞食などに対しても家に上げて酒などを振る舞い、帰りには米までをも持たせてあげるという、心優しい人であったようです。

また、婿養子に入る前まであった小室家の借金を、土臼製造販売によって全て返済した働きものであると同時に、小室家を立て直してくれた尊敬しうる好人物であったようです。

また、祖父・熊次郎は、一升枡に乗り米俵一俵を口にくわえ、さらに両手に一俵ずつの米俵を持って立つことができた豪傑であったと亡き父によく聞かされたものです。

父は十一人兄弟の十番目に生まれ、四歳で母親を亡くしました。以来、すぐ下の弟の子守は父の役目であり、祖父の食事の上げ下げもまた父の役目であったようです。

その祖父も父が十四歳の時に他界し、その後の父の心労は量り知れないものがあったと察します。また、父の自立への精神が形成された唯一の時期であったのではなかったかと思います。

その父が車に興味を抱くきっかけとなったのは、当時（一九三二年頃）、福島県東白川郡には三台の自動車しかなく、当時の運転手の服装は、白手袋に蝶ネクタイというハイカラさんそのものであったようです。そこに憧れ、この道に進もうと決心したと聞かされました。

父十七歳の時、東白川郡棚倉町にあった親戚筋にあたる西村運送店に弟子入りし、夢にまで見た運転免許証を十八歳で取得しました。また、父は二度の召集を受け出征し、戦車隊に所属したようです。中でも中国はチチハルの思い出が深かったようで、軍隊当時の父の話は鮮明に私の心に残っています。

私が、物心がついた頃には、東白川郡塙町にある吉村製材所の自動車部に責任者として働き、山から木材などを製材所まで運んでいました。また、自動車運転免許証を取るための弟子を指導（当時、自動車運転免許証を取得するためには弟子入りして運転の技術を学ぶ風習であった）していました。

【独立】

その後、父が三十八歳の時に中古のトラックを購入し運送業として独立しました。が、中古車ゆえ、故障なども重なり生活は苦しく、私の記憶の中でもタイヤなどを質に入れて金を借りていたようです。

さらに、私が小学校高学年の頃、父の兄の家に父から預かった手紙を持ち、金を借りに数度行かされた記憶は今も強烈な思い出として残っています。現、塙運送有限会社の走りの話であり、父の苦労を見てきた唯一の時期でもありました。

私たち兄弟は、おのおのその時代時代の違いによって父と接し、さまざまな体験と経験をさせられ、父親としての姿勢を見せられてきました。また、私の父は人一倍子煩悩であり、働き者でありました。他人に対しては何の打算もない付き合いをし、大酒飲みでもありました。

さらには正義感が強く、気が短く、喧嘩早い人間ではありましたが、私たち子供の間では厳しくもあり良い父でありました。が、他に泣かされた方も何人かいたことは確かであります。

【病魔が襲う】

その父が、三月五日（金）夕刻、脳梗塞で倒れたとの電話が福島から入り、八日に帰省しました。自覚症状は左脳に障害をきたし右手、右脚の機能障害と言語障害が見られましたが、特に生命の危機は感じられず、少し安心し、翌日一旦横浜（自宅）に戻りました。

しかし、十五日（月）早朝、父の容体が一変したとの電話が入って、その夕刻、横浜から車を飛ばして入院先の病院に駆けつけたのです。

容体は、呼吸停止（二十秒から三十秒）が継続的に続いている状態です。子供六人と孫たちを入れてその夜から昼夜の看病が始まりました。右手、右脚はびくりとも動きません。酸素マスクのゴムのきつさから、左手で絶え間なく酸素マスクをはずそうとします。

口の中は黒くただれ、痰が詰り鼻腔や口腔から管を入れて吸引しようとすると、激痛が走り顔をゆがめます。再度試みますが、痛みのせいで貝のように口を閉ざしてしまいます。また、尿道に管を入れる時に傷がついたとのことで、尿が出る時は激痛の極みに達するようです。

それは、尿が出るたびに左脚を痙攣させることで察することができます。また、言葉が出せないもどかしさが父の眼の動きによって否応なしにその苦しさが伝わってきます。それはそれは激痛の連続でありました。人一倍我慢強い父親が私に見せた初めての姿です。

【別れ】

このような状態が五日間続きました。が、必死の看病のかいもなく、三月十九日、十八時十六分、六人の子供の見守る中、八十四歳の天寿を全うし帰らぬ人となったのです。六人の子供の見守る中で、永遠の眠りについた父はさぞかし満足であったであろうし、そこに立ち会うことのできた私たち六人の兄弟もまた、父に対する感謝の気持ちでいっぱいでした。

それはそれは厳粛とした中で行われた魂の抜け出る瞬間でありました。父からは「優しい愛」と「厳しい愛」との使い分けることのできる人間、そしてまた、打算ない生き方の見本を教わったのです。父の全ての姿勢こそが宝であり、人間形成の辞典であると思っております。父の遺志を汚すことなく、我が人生も努力精進して行こうと決意を改めた次第です。

また、不思議だったのは父を棺に納める時のことであります。その時の私の心境は、父との関係を遥かに超えたものがありました。それは、すでに一人間同士の関係でありました。どういうことかといいますと、この方と今一度、来世で違った形でお逢いしたいと思ったからです。なぜこのような思いが入ってきたのかを知るには、その後十五日間の期間を要しました。

【何故】

その答えは出ました。今世では父と子としての間柄であったがために、ともに人生を語り、世を語り、未来を語りあうにはあまりにも近い間柄だったからです。

あまり言葉を交じ合わさなくても、父の姿勢そのものが全ての生き方を伝えてくれた時間だけで詰っていたようです。

今度は来世で今一度、この方に親子ではない関係で逢って、言葉として人生を語り、世を語り、未来を語りたかったが故の表れだったのです。

深き愛をありがとうございました。あなたの人生そのものが今現在の私の生き方、生き様に強く反映しています。そしてまた、この自然波動法が生まれた原点が、まさにここにあるのを改めて再認識しました。

心より感謝申し上げます。また必ずお逢いいたします。

深き愛に感謝　合掌

第３章　自然波動法との出会い（体験記）

自然波動法と出会って——M・H、女性

私が波動法を知ってから一年以上が経ちましたが、この期間が、それまでの自分を大きく変える転機となりました。改めて振り返ると、その変化に驚くばかりです。

それまでの私は、軽度のアトピー性皮膚炎に悩まされはしたものの、何不自由のない退屈な主婦でした。子宝に恵まれず、趣味もなかったため、何か技術を身に付けたいと思い、指圧学校を探していたところ、知人の紹介で自然波動法学院を知りました。

自宅から片道二時間以上の道のりに、かなり躊躇しましたが、見学に行った時の、先生の暖かい人柄と学生方の雰囲気がとても良く、大変居心地が良かったため入学を決めました。成り行き任せで、楽な方向に流されていた私が、何か不思議な力で引き寄せられたようでした。

勉強会は毎回楽しく、特に波動法の授業での先生のお話や、学生方の体験談などを聞くうちに、自然と人生についてや、これから自分がどう生きるかべきかを考えるようになっていました。それまでは、真剣に生き方について考えたこともなく、その日、その日が楽しければ良いと思っていたのです。

勉強会に行き出して、ひと月程で、私生活にも変化が表れ始めました。

結婚後五年以上二人で住んだアパートから、私の実家に同居する話が出たのです。そして約一ヵ月後には、引っ越しをしていました。ちょうど妹が出産後の里帰りをしていて、母は仕事をしているため、家事を一手に任されることになりました。

生活は急変し、それまでたっぷりあった自分の時間は消え、ひたすら家事と雑用に追われる日々が続きました。体は疲れていましたが、家族の役に立てる喜びで、とても充実した気持ちでした。やっと、人に尽くす喜びを実感できたのだと思います。

その後も私の生活は、変わって行くのですが、そのきっかけともいえる不思議な霊体験について書きます。

私は霊感の強い方ではなかったのですが、波動の勉強を始めて半年程経った頃から、金縛りや夢にうなされるようになり、先生にお話ししたところ、「親族に自殺者や行方不明の方はいませんか」と尋ねられ、驚いて両親に聞くと、該当者がいたようなので、波動の治療を受けることになったのです。

先生は、波動を送りながら、私に「この者の口を借りて自由に話すことが出来ます。お名前は？」と聞いてきましたが、勉強会で波動には慣れていた私は、「今までと違う。でもまさか私以外の誰かが話すはずがない」と強く思いました。

　しかし、意識ははっきりしているにも関らず、数分後には涙を流し始め、それが治まると、少しずつ先生の質問に答えていました。その時のショックと言ったら、人生最大級です。口から出る言葉をすぐには理解出来ませんでした。

　結果的には、三人の成仏出来ない霊が、私に憑《つ》いていて、先生が光の世界へ上げて下さったのですが、この衝撃的な体験以降、魂や輪廻転生など、今までほとんど意識しなかったものを強く信じ、この世に生かされていることに感謝の気持ちを持つようになったのです。そしてその後、無趣味で出不精だった私が、水を得た魚のように活き活きと熱中できる趣味に出会い、やりたいことが多過ぎて時間が足りない程になったのは、やはりあの体験と関係があるのだと思います。そして、いつの間にかアトピーの症状もすっかり良くなっていました。

　自分がこの先どう生きるべきか、一生続けたいと思える趣味や仕事など、探しても見つからなかったものが、ふと気付くと身近にありました。特にこの一年間夢中で探した訳ではなく、自然体になれたから与えられた気がするのです。

　これからも、先生が教えて下さった心と技術に磨きをかけて、少しでも人のために尽くして行こうと思います。

　人の役に立てる喜びが「自分自身を癒す」という発見は、自然波動法学院で学ぶことが出来たから、見つけられた答えなのだと思います。

自然波動法に出会えた幸運に心から感謝しています。そして何よりも両親と夫にありがとうを言いたいです。

薬漬けの生活からの開放――62歳・女性

人には分らない内患の病気。外患の病気なら誰にでも分かるけれど、内患の病気は本人しか分りません。平成十三年は健康にすぐれず、一年中、風邪を引いていて、健康でいたのは一年の内二ヵ月位で、あとの十ヵ月は風邪を引いていました。

病院に行っても風邪薬、胃薬、気管支の薬を貰って来るだけで一向に治らず、ある日『薬は毒じゃ、毒死するでないぞ』という本を読みましたが、飲まずにいられません。

自分の病気は、鼻の奥と喉の奥との繋がっているところが、化膿しているような気がする。何故ならば、常に膿のような味がし、唾液（歯肉が化膿して潰《つぶ》れて「うみ」の味）が常に口の中にあって、うっとうしい……。

私が二歳の時、父親が喉頭結核で死亡し、死ぬ何ヵ月前は、声も出なくて、筆談で用達をしていたと聞いていましたから、私も遺伝しているのだなぁーと思っていました。きっと喉頭結核の初期なんだろうと思っていました。

平成十三年もすぎ、平成十四年の二月頃になると、身体の左側の乳房の上の方が、ギイギイと鳴り出し、気管支の薬を飲んでも良くなるどころか、悪くなるばかりでした。最初は昼間だけでしたが、二週間もすると、夜も鳴り出し、ギイギイというその音で、目覚める始末で夜になるのが恐ろしく、そのうち道を歩いても鳴りっぱなし、血圧は、二一七にもなり、病院では、血圧を下げる薬ばかりくれるのです。血圧が下っても、病気の元が治らないので、また上がって来る始末、私は「毒死じゃ毒死じゃ」と思っていました。

そのうち三月二十日になってしまい、いよいよ父親の命日、三月二十九日が来る。その日に私も死ぬのだなあー、黄泉《よみ》の国に引っ越しだと思っていました。

すると娘より電話で、「井土ヶ谷に自然波動で、病気を治して下さる治療室がある、私も行って来た。不思議に治療していただいている間、悲しくもないのに泣けて泣けて仕方がなかった」といいますので、その途端に「私も連れて行って」といったら、「予約制だからすぐには行かれないよ、三日待って」といわれ三月二十九日に決まりました。父親の命日だと思ったのです。

治療室に行き先生は顔を見て、「両肩、胸、背中が凝り固まっていて、気管支に酸素が入って行かないで、炭酸ガスが出にくくなっています。ようはパイプが詰まっているから、ヒュウヒュウ、ギイギイと鳴るのです」といわれ、胸をギュウギュウ押されました。私は「アッイタタタ……、イタイイタタ……」と悲鳴を上げてしまいました。背中を整体して下さったり、腹を押さえたり、首を揉みほぐして下さりながら、「死ぬのがまだ早いものね。致命傷だなあー」いわれ、やっぱり私は今年死ぬんだったんだなあーと思いました。

先生は私の顔にタオルを掛け、少し薄暗くし、足の指先から波動を送って下さいました。その瞬間、体がビリビリとしびれ、暖かい熱気が、ジンジン入って来るではありませんか。すると、紫色の黒ずんだ物がモヤモヤと目の前いっぱいに広がり、上に向かってフワフワ上がって行き、今度は紫色に黄色が混じって下から湧いてくるように、つぎつぎいくらでも上がって、まるでカラー映画を見ているようでした。

それと同時にすごく気持ちが良くなり、喉の悪いことを先生に話すことを忘れてしまいました。終わって先生は重症だから詰めていらっしゃいといわれ、次の予約を四月三日に決めました。

胸も半分くらい治り、喉も気に掛からなくなって、すっかり忘れてしまっていました。四月三日治療に出掛けて行く時、今日は喉鼻のことを話さなくてはと思いました。井土ヶ谷の駅に着き、駅のトイレに入ると、鼻がムズムズしてチリ紙で擤《か》むと鼻汁、俗にいう、青洟(青黄色)がドロドロ流れて来て、これは何だろうと、別のチリ紙で受けました。掌半分くらいたまり、トイレに捨て、またチリ紙で受けます。その間、ドロドロ鼻汁が二度も掌半分くらいに溜り、どこにこんなに溜まっていたのだろうとびっくりしてしまいました。

それ以来、鼻の奥も、喉の奥も、胸もすっきりとし、すっかり治ってしまいました。

たった一回で去年一年病んだ病気が治ってしまうなんて考えられない、けれど治していただきました。自然波動法ってすごいと思いました。

キリスト教の賛美歌に「信ずる者は誰もみな救われる」といわれていますが、自然波動法は「信じる、信じないに関係なく誰にでも効くのが波動です。それで救われる原因不明の現代病は、自然波動法しか治らないと思います。そして性格も円満になって来ることが分かります」

先生は「魂を治すところだよ」とよくいわれます。心を治すことによって病気が治る。私も何故あんな病気をしたのだろう、怪我をしたのだろう考えました。自分の悪い考えが、病気を作り出していることが分かりました。

今思えば人の失敗を内心喜んだり、自信過剰だったり、人を見下したりして、あんな恐ろしい病気を製造していたんだなあーと思います。今では薬もすっかり止めて、この八ヵ月間一服も飲んでいません。身も心も正常になり、毎日が楽しく、邪気の心も全然湧かなくなり、音痴の歌を歌いながら、一週間に一回波動に行くことを楽しみにしています。

自然波動法に出逢えたことに心から感謝しています。ありがとうございました。

私に訪れた奇跡——20歳・女性

私は小学校三年生の時からアトピー性皮膚炎に悩まされ数々の治療法を試み続けて十数年、

症状が一時的に良くなることもありましたが、それはステロイドというおそろしい薬の効きめであり、私の身体の免疫システムは確実に破壊されて行ったのです。一昔前までは皮膚科に行けばステロイドが当たり前のように渡されていたため、私もそれを何の疑いもなく使い続けていました。

しかし近年ステロイドの副作用について知り、完治しないアトピー性皮膚炎はこのためではないだろうかと思い、その使用を制限しました。そして一九九二年、一ヵ月の予定で外国へ短期留学へ行くことになったのです。

外国での生活はこれが初めてではありません。三年前にも場所は違うのですが二十日間滞在した経験がありました。その時は帰国後、気候が急に変わったためか症状は一時的に悪くなりました。果たして今度はどうなるのか。しかし、幸いにも旅行前の病状は良好で私は少しのステロイドと乾燥を防ぐための薬を持参し出掛けて行ったのです。

そこでの生活は予想していたより精神的にも肉体的にも私にストレスを与え、食生活は栄養価の低いものばかりであったので、私は持参してきた栄養剤を服用していました。天候も変化が激しく太陽が照り付ける真夏日もあれば、セーターだけでは寒い日もありました。慣れない生活の上、このような悪条件のもとで過ごした約一ヵ月間。それは帰国後、間もなく私の身体に怖ろしい変化を与えたのです。

皮膚が乾燥し、顔面が鬼のように真っ赤にほてったまま治らなかったのです。

また、かゆみもあったので爪でかくと透明の汁が出てきました。そのうちに顔がつっぱり皮がむけました。何度も何度もむけ学校にも行けない状態となってしまいました。女の子として生まれて来て、これほど不幸だと感じたことはありません。身体の部分なら服で隠すことができても顔は隠せません。化粧もできないほど乾燥はすごかったのです。

日ごとに変わり果てていく自分の顔を鏡で見ては、何度も死のうと思いました。でも必ず治ると信じてこの頃から漢方薬を服用し、温泉療法もやりました。温泉療法は泊まりがけで三週間ほど滞在するというものでした。知人がテレビでアトピーが温泉治療によって治ったのを見て、テレビ局に問い合わせてくれ、場所が分かったので私は半信半疑でその次の日に早速訪ねました。

一日ほとんど湯につかりっぱなしで体力を消耗するのですが、食べ物が余りなく（山の奥にあったので店などは全くないのです）、どんどん抵抗力がなくなってしまいました。

結局私は自分の家で漢方薬のみで治療していくことに決めました。しかしそれからはますます症状は悪化するばかりでした。体からは黄色の汁が出て止まらないのでガーゼを貼り、また痛くて夜もほとんど眠れませんでした。そんな生活が続き、私は完全にノイローゼ状態になってしまいました。いつも眼に涙をためて、もうこれ以上一滴も涙がでないくらいに泣きつくしてしまったほどでした。

しかし、心の奥の方ではわりとしっかりしていて死ぬことばかりを考えていたのです。その後、状態は幸いにも良い方向へ向かったのですが、顔が赤いのはとれず痒《かゆ》くて眠れない日々も続いていました。そして季節は春になり夏をむかえました。気候が良くなったのも手伝って天気の良い日は状態が良くなったのですが、低気圧が停滞している時は悪く不安定な状態でした。しかし、以前に比べれば今の状態なんて天国だ、と思いこれ以上は望みませんでした。

そんな時、母の知り合いの方の紹介で自然波動法に出会えることができたのです。以前に新聞で気功でアトピーが治るという記事を見て駄目でもともとだ、と思い行ってみたいと母に言ったことがあったのですが、もうそんなことは忘れかけていました。しかし、有名な先生だと聞き少しでも楽になるならと藁《わら》をも摑《つか》むような気持ちで先生のところへ伺ったのです。最初に伺った時は部屋に不思議なムードが漂っていて、何をするのだろうかと少し緊張していました。初めの治療は整体でした。その後自然波動法に入りました。最初に気が入りやすいかどうか簡単なテストを行なったのですが、幸いにも私は入りやすかったようです。そして本格的に自然波動法治療に移りました。

私は頭を空っぽにして、ただ時計の音を聞いていました。そのうちになぜか胸が苦しくなってきたのです。正確には切ないような気持ちになりました。何が切ないのかはまったく分かりませんでした。切なさで涙が勝手に流れ出し、そして驚いたことに無意識のうちに私は自分の両手で自分の首を力一杯絞めていたとのことでした。治療が終った後、先生にこれは何か霊的なことがあるのかもしれないと言われました。

その日帰宅後、母に何か首に関係するような事件がなかったかと尋ねました。すると、母も詳しくは知らないようでしたが、昔、祖母の妹の子供が首を吊って自殺したことを祖母から聞いたことがあったと言うのです。そのことを先生に告げますと、先生はその方の魂が私に何かを訴えているのかもしれないということでした。

波動治療に入り、少しすると私についている方は先生の尋ねることに答えたのです。名前や出身地、私との関係、なぜ成仏できないのかなどを話されました。そしてその方は祖母の妹だと分かったのです。彼女は自分の子供と死んでから会うことができず、成仏できないらしいのです。自殺者の罪は重いらしく、子供は天国へは行けないようなのです。その子供を思う彼女は、子供が見つからない悲しい思いを私に訴えていたのだそうです。そして先生のお力で彼女と子供は出会うことができました。その後また、先生は二人を光の世界へ上げてくださったのです。

それらはすべて私の口から出た言葉であり、先生は質問するだけでした。ですから先生が私に言わせたのでは断じてないのです。

そして、その日から不思議なことに私の顔はみるみる綺麗《きれい》になって行きました。今までさまざまな治療を試みそのたびに何度も裏切られ、死ぬことばかり考えていた私だったのに、今は生きようと強く思っています。この思いを持つこともまた力となって、私の病気を少しずつでも治して行くことだろうと思います。

そして何より病気の根源を見つけてくださった先生には幾ら感謝しても足りないくらいに思っています。自然波動法によって、私に希望の明日を与えてくださって本当にありがとうございました。

波動法治療で分かった義姉の死因とお骨《こつ》——35歳・女性

平成二年七月十三日に起きた私の不思議な体験をお話ししたいと思います。

私は家庭生活において主人がいつも暴言を吐き、時には暴力をふるうという日々を送って来ておりました。この恐ろしい毎日の生活は地獄であり、自分が惨《みじ》めで情けなく泣いてばかりいました。

そんな時、ある方に勧められまして自然波動を受けることになったのです。

私にとっては初めての体験。非常に不安だったのですが、先生からリラックスしてそれを受けるようにとの指導があり、また心の動きも体の動きも止めないようにとのことです。いよいよ波動を送り始められました。

始めてから何分位たったのでしょうか。咳が出始めて止まらないのです。さらにまた何分かたった頃にその咳も治まり、今度は楽しくて楽しくて仕方がないようになりました。まったく自分の意識ははっきりしていますし、先生の言葉もよく聞こえます。なのに不思議なことに自分の意識からではなく、咳が出たりそれが終ると今度は楽しくて、楽しくて笑い転げる有様です。こういった自分を止めることもできず、自然にまかせておりましたら、今度はひとりでに歌がでてきたのです。

雨、雨、降れ降れ母さんが
蛇の目で
お迎えうれしいなあ
ピッチピッチ
チャップ、チャップ、ランランラン

何と楽しいことなんでしょう。自分自身が子供に返っているのです。

先生が「あなたのお名前は」と聞かれたのですが、私の名前はまったく思いだせませんので「分かんない」と答えていました。また先生は今度は「あなたのお母さんの名前は」と聞かれましたが、これも「分かんない」と答えました。お父さんの名前も同じく「分かんない」と答えたのです。この答えた主は私ではなく私にヒョウイしている子供の霊とのことでした。

四回目の波動を受けた時でしょうか、咳こむことも楽しかったことも、最初に子供の霊が出た時に苦しくて、苦しくて咳こんだこととの理由がすべて解明したのです。

私は先生には一言も主人の姉が五十八年前に五歳で亡くなったことを話しておりませんでしたのに、すべてお見通しでした。

咳がでて苦しかったのは、肺炎で亡くなったからだと聞かされました。楽しくて楽しくて笑い転げているのは、五歳の子供ですから人生の苦しい思いを知ることなく、亡くなったため楽しい思い出しか残っていなかったからのようです。

また、あの歌はきっとお母さんに教えていただいた歌の中で、彼女の一番好きな歌だったのでしょう。

波動を送りつつ先生は、あなたのお弟さんは何故、奥さんにあのような暴言と暴力を振るうのか問うておられましたが、それについては、はっきりと答は出してくれませんでした。このままで良いから、ということでございました。しかし、私の子供（小学三年生）も主人とそっくりに私に暴言、暴力を振るうのでそのことを問いますと、子供は私（主人の姉）が霊界から守ってあげると言ってくれたのです。

さて、主人の姉さんは昭和初期に亡くなったのですが、そのお骨《こつ》がどこのお寺に有るのか分からなかったのです。主人は、主人の父母が健在の頃、姉がいて五歳で亡くなったことは聞いていたようですが、どこのお寺にどのような形であるのか知らされていませんでした。

しかし、この波動によりまったくの他人である私に、その子供（姉）が私の口を借りて知ることができたのです。

その姉のお骨は完全な納骨ができないでいたために、姉は成仏できずにいたのです。誰かに自分のお骨を探しだして納骨して欲しかったようです。

先生は、その子と対話して想いを聞きますと、天国にいる母の所に行きたいとのことなのですが、でも今はまだこちらの世界にいたいとも言うのです。どうしてかと聞くと、ここにいると仏壇にはいつもお菓子などをお供えしてあるので、お菓子が食べられるからと言うのです。私は先日、手焼きのせんべいをあげておいたのです。そうしましたら「かたいかたいせんべいを食べたの」と言うのです。本当に食べているのですね。私は不思議でなりませんでした。

先生は姉の母を霊界から呼んでその子供と話しをさせました。でもその母は「あなたのお骨《こつ》がないと霊界の母の所にはこれないのよ」とのことです。「それではお母さん私のお骨はどこにあるの」と問いましてもお母さんは、余りにも時が流れてしまって分らないとのことです。先生は次に父を霊界から呼び父、母、私（姉）と三人で話しをさせて下さいました。そうしましたら「お骨は、東京の荻窪駅で降りて南口に出る、そして三番のバス乗り場で『井手ノ口』までバスに乗り、そこでお寺を探して下さい。お骨は、お墓ではなくお堂の中にある」とのこと。持って行く物はお花、お菓子、お布施、位牌。行く日は七月十二日か十三日のどちらかの日にとのことでしたので私は、迎え盆の十三日に出掛けてみました。言われるままに荻窪駅南口に出ると、すぐ前がバス停でした。三番のバス停に行ってみましたが、井手の口と言う所はありませんでした。『井の頭通り』があったのでそこまで行って探し歩きましたが、お寺が分からず近くの人に聞いてみましたところ、あそこにありますとのこと、早速行ってみると私の家の曹洞宗でした。

期待して行ってみたのですが、そこにはないと言うのです。お位牌を見て頂いたら「〇〇宗ですね」と言ってこの近くのお寺を教えてもらいました。

途中まで行きましたら、そのお寺でお葬式があったようで、苦もなく道しるべのごとくそのお寺に着くことができたのです。

こちらから聞くまでもなく、向こうの方から「○○宗ですよ」とおっしゃるので事情を話し、お骨《こつ》のことを聞いてみますと、「ちょっと待って下さい」と本堂に入られました。しばらくたって、これですかと持ってこられた箱を開けてみると、○年○月○日○歳○○○と書いてありました。まさしくそのお骨です。私は思わず涙がこぼれてしまいました。

本当に無縁墓地ではなく、言われた通りにお堂の方にあったのです。

お坊さんは、もう少し預かっておきますよとおっしゃって下さったのですが、迎え盆なのでお礼を申し上げ、お骨を頂いて帰って参りました。そして私はこの五歳の主人の姉に当たる子に「お父さん、お母さんの所へ、そして弟のいる我が家に帰ろうね」と言いながら帰ってまいりました。

預かって下さったお寺より、証明書が届いたのは数日後のことでございます。

家に持って帰って主人に渡しましたところ、その驚きようは言葉や筆に尽くせるものではございません。夫は信じられないというばかりでございました。本当に私も実際に起きたこの事実、この驚きを皆様方にどのように伝えたらよろしいのでしょうか。

人間界には実際にこのようなことがあることを語らせていただき、そして姉のお骨を見つけ出して下さいました自然波動法に感謝申し上げます。まだまだ救われていない方がこの世の中にはたくさんおりますので、何とか先生方のお力で助けて下さいますようお願い致し、筆を置かさせていただきます。

合掌

育児ノイローゼからの脱出――33歳・女性

昭和六十二年十月。

私は二人目の子を妊娠し、ちょうど七ヵ月目に入った頃、外出先で目まいを起こしてしまいました。病院で精密検査を受けたのですが、原因が分からず自分の体に対する不安がそれから始まったのです。

そういった最中の十一月、実家の母が手術入院するということが起こり、私にとりましては非常にショックなことだったのです。二人娘の長女として私は母親の愛を一身に受け育てられてきましたし、子供から見る母親像は、いつも元気で朗らかな人であったその母親が倒れた訳ですから。

十二月に入りますと、私の目まいはたびたび起きるようになり、私自身、非常に不安が強くなり、買物など外出さえもほとんどできなくなってきたのです。

そういった状況下の中、昭和六十三年一月、二日がかりの難産の末、二人目の子を出産したのです。出産はしたものの、今までの精神的不安に肉体的不調も重なり合って、ほとほと疲れてしまったのです。

出産後まもなく、今度は立っていられない程のひどい目まいが始まり、このままではどうなってしまうのであろうかと不安が募り、精神的にすっかり弱くなって行く自分を知るだけでした。

産後一ヵ月の間、私は子供の世話だけで精一杯。家事は何もできず、主人の母にまかせてベッドに横になったままの生活が続いたのです。その時の心の苦しさは何ものにもたとえようがありません。

二人の母親として、何とかしなくてはと思うのですが、心も体も思うように動かず、焦りと不安が自分自身を苦しめ始めたのです（実家の母は、未だ入院中）。

昭和六十三年四月。

目まいはさらに続き、精神的にますます落ち込み、ついに神経科へかかるようになりました。抑うつ状態と診断され、精神安定剤と抗うつ剤を飲むようになりました。

その頃、主人も出張などで忙しく、また実家の母も入院中でありましたし、この心の思いを誰にも話すことができず、ますます薬に頼るようになったのです。

昭和六十三年二月、母退院。

その後、一年間というものは薬の量は増えるばかりで体調はまったく良くならず、ただただ焦りと不安で胸がしめつけられ、辛い毎日が続いたのです。その間、外出はほとんどできず、人と話すこともできなくなってきました。

薬に頼りながら、上の子は保育園に預け、下の子の育児だけは何とかこなしていたのです。

平成一年四月。

薬づけの体にも限界がきて動けなくなり、寝たままの生活になったのです。

同年五月。

母のすすめで病院を換え、心身症を扱っている某産婦人科へかかりました。

重症のマタニティーブルー。自律神経失調症、不安神経症、うつ状態と診断されました。

絶食療法をすすめられ、かなり手遅れだったのですが一ヵ月間の入院ということになり、さっそく入院したのです。入院後、今までの薬は一切やめ、非常に辛く苦しい絶食療法が始まったのです。

十日間の絶食期間であったのですが、それはそれは言葉にいい尽くせないものがあります。個室に入り、面会はもちろんのこと、テレビ、ラジオ、本など一切遮断された生活で発狂してしまうのではないかと、今振り返ってみましても恐ろしいほどの絶食療法でした。

入院中一ヵ月間、催眠療法も平行して行われました。目まいはいくぶん良くなったものの、精神的にはなかなか立ちなおれず、一ヵ月が過ぎてしまいました。

平成一年六月。

不安を抱きながら退院。二週間後、またあの恐ろしい目まいが始まり再入院。

同年八月。

体調は安定せず、精神的不安も取れないままに家のこと、子供のこともあり退院。

同年十月。

退院後、なんとか家事と育児をしていましたが、目まいがひどくなるばかりで、さらに精神的不安が募ってきていました。

同年十二月。

再々入院をすすめられていた折、実家の母がある方を通じて自然波動法を紹介され、実母と共に十二月十九日先生の治療室へ伺った次第です。

波動の説明を受け、早速波動を送って下さいますと、無意識のうちに腕が少し動いた感じがしたのです。二回目の通院の時には、実は非常に迷っていたのです。といいますのは、目まいが強く平衡感覚がまったく摑めず、不安と恐怖感だけが募るのです。電車を一分たりとも待てず、胸がかきむしられるように苦しく、じっとしていられない状態でした。

それは私だけの中にある苦しさですから、母が付き添おうと医師が付き添おうと安心の境地には入れないものでした。つまりは、自分だけが知る世界なのですから、これに対処できる方法を見つけることができないことは私が一番よく知っています。

それでも二回目の通院時は、ある方に付き添いをお願いして下さった先生の手前、恐怖と不安感を抱き、ふらふらしながらも治療室にたどり着いたのです。

波動治療が始まり、何分もたたなかったと思いますが、信じられないことが起こったのです。自分の意識からではなく、ドッと涙と共に泣けてきたのです。泣けて泣けて、とめどなく流れ出る涙を押さえることができませんでしたし、その時の泣き声といったら、今までの私の記憶の中にはありません。

流れ出る涙と共に、今まで背負っていたすべての苦しさが流れ出て行っているのです。この二年間の闘病生活の中で流してきた涙とは異次元のものでした。

この時に私は初めて、この先生ならば私の今おかれている状況が分かってもらえる、またこの先生だったら私を信じてもらえると思いました。

その後、週に二度の通院生活が続きます。まだまだ精神的な不安定さはありましたが、平成二年一月中頃には、薬が少しずつ減らせるようになってきたのです。そしてまた私の心の動きも大きく変容していました。外に一歩出て行かなければ良くならないのだと思えるようになり、行くたびごとにその手ごたえがあったのです。

二月に入りますと、今まで離すことのできなかった薬を飲まずにいられるようになってきましたし、目まいも取れ始め、精神的にも落ちついて、どんどん良くなる自分を感得できたのです。

この期間になってきますと、波動治療を受けるたびに体が大きく動き出していました。心は安定し帰るたびごとに良くなって行く自分が嘘のようでした。

四月に入りますと、あれほどまでに追いつめられていた私が別人のように良くなったのです。また、二年間止まっていた生理も始まり、女としてこんなに嬉しかったことはございません。

どうも西洋医学は検査（脳波）の結果が良くなると「もう大丈夫、良くなりましたよ」といいますが、心の安定はいっこうに良くなっていないのです。そこのところを分かって欲しいのにと疑問を感じざるを得ません。

しかし、自然波動法とは何と素晴しい療法なのでしょうか。西洋医学で治し切れなかった私を救ってくれたのですから。先生がおっしゃるには、波動により原始的情動が喚起されたということのようです。

本当に先生ありがとうございました。

六十三歳からの人生転換——63歳・女性

今考えますと、本当にこの世は不思議な縁というものがあるということを先生の治療室を訪れて知ることができました。

先生とお会いでき、今ある自分の心の、また行動の一端を披露し、一人でも私のような悩み苦しんでいる人がいるとすれば、その人たちの手助けとなれば、こんなうれしいことはございません。

私が身も心も、とことん悪くなりましたのは昨日、今日のことではございません。今から三十五年前にさかのぼるのでございます。

嫁と姑の葛藤と申しましょうか、事の始まりはそこからなのでございます。

私の嫁いだ先の義母には四人の子供があったのでございますが、その内の二人を戦争で亡くし、あと二人しかいなかった子供の内の一人、つまりは私の主人でございますが、昭和四十四年に亡くなったのでございます。

自分よりも先に三人の子供に先立たれ、本当に義母はかわいそうな方なのですが、主人が亡くなってから私の試練が始まったのでございます。

主人の妹にあたる人と共の生活でありましたし、それは大変なものでした。私と主人の間には四人の子供がおり、計七人の家計を守らなければならなかったのでございます。

朝は早くから農作業に従事し、夜は夜で深夜まで夜鍋をしなくては生計が立てられませんでした。

義母は足が悪く、自分の体が思うようにいかないため、主人の妹、つまりは義母の娘と共に、言葉としては悪い言い方かも知れませんが、想像を絶する嫁いびりを私に対して行なったのでございます。

また主人が亡くなって相続問題が起こり、何の知恵もない私はホトホトまいってしまったのでございます。

相続の疲れ、義母との折合い、農作業の過重労働が重なり、食べ物、飲み物を一切受けつけなくなってしまったのでございます。

そしてまた、夜はまったく眠れず不眠症に陥ったのでございます。このような状態になってまいりますと、心臓はもちろんのこと、極端な不整脈が出始め、一週間というものはその苦しさに胸をおさえての毎日でございました。誰にも相談できぬ苦しみのため、昼日中でも起きていることは不可能で、横になっていると、義母はそれを見て、「主人が亡くなったからといって寝てないで仕事をしろ」とまでいう始末で、本当に地獄の中の生活をしておりました。

私も人間、生身の体にも限界というものがあります。精神的、肉体的にホトホトまいってしまい、昭和四十八年ついに私は倒れ、某病院に入院してしまったのでございます。

入院といいましても、一週間というものは酸素吸入を受ける有様で、それ以外の容体は言わずもがなでございます。

入院していましても、我が子のことばかりが脳裏をよぎるのでございます。入院すればしたなりで義母は私を、こんな弱い体でどうする、とののしるばかりでございます。約六カ月の入院生活を送って、それなりの体には戻ったのですが、根本なる生活環境が変わろうはずはありません。

主人が亡くなると、これ幸いに悪徳不動産屋が乗り出してきて、土地の権利をなんとかしようと、女一人の私を県会議員まで使って迫る有様でございます。

そんな最中、昭和五十二年義母は帰らぬ人となってしまったのでございます。しかし、晩年は、あんなに私をいじめぬいた義母ではありましたが、下の世話は、義母の一人娘にはさせず私にだけ頼る毎日が続いたのです。私は泣きました。義母もやっと私を分かってくれたのです。義母の目にはやさしさが戻り、「本当にごめんね、ありがとう」の言葉を残し、この世を去ったのでございます。

その後、女手ひとつで四人の子供を無我夢中で育て、人に後ろ指をさされまいと必死になって生きてきたのでございます。

土地の問題も、本当に親身になって相談に乗って下さった弁護士さんに巡り合い、十七年間に及ぶ苦悩から脱出することができたのでございます。それは忘れもしない昭和六十一年の春でございました。

しかしながら、長期にわたる心と肉体の病は消えるものではございません。睡眠薬を六年間、毎日飲み続ける始末でございます。

睡眠薬が手元にないと、非常に不安で、居ても立ってもいられない精神状態になっておりました。精神科に通う日々が続いたのはもちろんのことであります。

某病院の先生は私に、水泳かダンスをすすめてくれるのですが、昔の女ですから照れくささが先に立ち、できるはずもございません。それよりも、そんな気持ちにはなれないのが現状でした。

そんなある日、ご縁があり自然波動法を知る機会を得、受診したのでございます。初めての印象は、今も忘れはしません。この先生は、今まで自分の歩んできた全てのことを分かってくれる先生であるという、直感といいましょうか、そのようなことを感じたのでございます。

それから週二回の通院が始まった訳でございます。日に日に良くなって行く自分が本当に嘘のようでございました。

六年間毎日飲み続けていた睡眠薬も、三ヵ月後には、飲まずに眠れるようになり、本当に信じられない気持ちでございます。

自然波動法が何であるのか私には理解できませんが、あんなに苦しんだ状態からはい出せることができたのです。この事実を全国の皆さまに披露せずにはおられません。精神科医でも治すことのできなかったこの事実を。

今では水泳、ダンス、国内・海外旅行と飛び廻っております。今までもがき苦しんでいた自分が嘘のようで、まったく違う人間に生まれ変わったようでございます。

六十三歳、今が青春です。

今ある自分、今ある行動が嘘のようです。やはり人間は希望を捨ててはいけないということなのではないでしょうか。一生懸命生きていれば必ず救ってくれる人が現れるということのようです。

最後に先生が言っておられた言葉を記し、私のお礼の言葉といたします。

「病める人の身体の何百の経穴《ツボ》を必要としない。たった一つの心のツボに波動を注ぎ込むことである」

第4章　自然波動法の分析と効力

1　ストレス症状五〇選

①　肩が凝るようになる
②　夜中に何度も目が覚める
③　胸が苦しく息ができなくなってしまう
④　胃がムカムカする
⑤　舌がしびれるような感じがする
⑥　髪の毛が抜ける
⑦　白髪が目立つようになる
⑧　円形脱毛症になる
⑨　手足の痺れが気になりだす

⑩ 暴飲暴食に走る
⑪ 気持ちが落ち着かず何事に対してもイライラする
⑫ 上を向きたくなくなる
⑬ 人と会うのがいやになる
⑭ 無気力となり体が動かなくなる
⑮ 全てに対して八つ当りするようになる
⑯ 五感が働かなくなる
⑰ 食欲不振となる
⑱ 頭痛が頻繁に起こる
⑲ 精力が落ちる
⑳ やる気が起きない
㉑ 集中力の低下
㉒ 便秘または下痢が続く
㉓ 何事に関しても愚痴っぽくなる
㉔ 潔癖症になる
㉕ 身だしなみに気を遣わなくなる
㉖ 医者・薬に頼るようになる
㉗ 新興宗教に走る

㉘不倫・売春に走る
㉙衝動買いをするようになる
㉚弱者に対して暴力に走る
㉛万引きに走る
㉜全てから逃避するようになる
㉝アレルギー体質になる
㉞ホルモンのバランスが崩れる
㉟他人、社会、国家に対して批判的になる
㊱自己中心的になる
㊲口がきけなくなる
㊳記憶力がなくなる
㊴全てに対して投げやりになる
㊵涙、涙、涙
㊶人生が空しくなる
㊷自殺願望が強くなる
㊸腰が痛くなる
㊹多弁になる
㊺腹が膨れる

㊻ 吐き気が多くなる
㊼ 自暴自棄に陥る
㊽ 顔面の麻痺（チック症）が起こる
㊾ 外に出られなくなる
㊿ 歯が悪くなる

2　想念形態とは何か

〈自然波動法を学ぶ上において「想念」の考察が必要不可欠です。以下は、自然波動を理解するために、『神智学大要』（A・E・パウエル編著、仲里誠桔訳）に述べられている「想念形態」の要旨を紹介したものです〉

人間の思考が明確であると、①波動となって放射され、同時に、②形態となって浮かぶ。思考あるいは想念をおこしたメンタル体の中に生じた波動と同じメンタル体より放射する波動は、滝のしぶきが陽光を受けた時に生ずる虹のような、精緻で鮮かな色彩をさらにn倍した美麗な色を伴う。

この放射すなわち想念が他の人のメンタル体に達すると、そこにまったく同じ率の波動、すなわち同じ型の想念をひきおこす。ここで注目しなければならないのは、放射された想念はその対象を伝えるのではなく、その性質を伝えるということである。

想念形態は意識的に他人に向けることができる。その結果左記のうちどれかが起きる。

（1）向けられた人のオーラにこの想念形態の波動に同調しうる質料があると、その想念形態はその人の近くか、またはその人のオーラの中にとどまり、適当な機会がくると自動的にそのエネルギーを放出し、かくてその人の内部で同じ波動率を強める傾向になる。

向けられた人がその時たまたま多忙であるか、あるいはすでにあることについて考えている最中であるときは、その人のメンタル体はすでに特定の振動率で波動をおこしているため、向けられた想念は、その人のメンタル体にそのエネルギーを放出することができないので、その人の近くをうろつき、その人のメンタル体がその働きを休止して入り込めるようになったときに、ただちに入り込んでそのエネルギーを放出する。

その際、この想念形態はまるで相当の智恵と臨機応変の才とが兼備しているかのように振る舞う（実は、想念形態は抵抗の一番少ない線に従って行動する一種の力なのである）。すなわち、始終一方向に押し進み、手がかりを見つけ次第それに乗ずるのである。そのようなエレメンタルがくり返しによって強くなり、その寿命もまた伸びることはいうまでもない。

（2）これに反して、その人のオーラに反応しうる質料がなければ、想念形態は何の影響も及ぼし得ない。したがってオーラにぶつかった力に比例する力で跳ね返って原発者に戻って波を打つ。たとえば、酒を飲みたいという欲念は、清潔な酒を飲まない人の体に入いることはできない。その人のアストラル体にぶつかりはするが、それを貫いて入ることはできないので、元の送り主に戻る。

その反面、自分の愛する者に対する愛念や、彼または彼女を護ってやりたいという思いは凝って形態となり、守護しようとし、彼または彼女のオーラに当たってくる友好的な勢力は強め、非友好的な勢力は弱めてやるのである。こうして彼または彼女を不純なもの、激させるもの、恐怖などから守ってくれるのである。

想念が強ければ距離などまったく問題にはならない。しかし想念が弱かったり散ったりすると、その効果の及ぶ範囲はおのずと限られ、その範囲外では無効となる。

人間の体に病気を作る原因を明らかにし、その病気を治すための俎上《そじょう》を加えるならば、いかに脳下垂体と松果腺が重要な役割を果たしているかを再認識しなければならない。

そして私は、病人と治療家の関係、想念波動の重要性、自然治癒力の再生、原始的情動作用の派生を、西洋医学と神智学の中に共通性を見出したのです。

西洋、東洋医学を問わず、この自然波動法が心理療法の一分野としてここに歩き始めたのです。

3　取り入れたいエネルギーの素

波動治療家は自分のエネルギーを満たし、気の充実を計って、いつでも送波できる体勢を作っておく必要があります。

それにはまず、自らのエネルギーだけに頼ることなく、無限に存在する宇宙万有の素を自分の体内に充気させなければなりません。

物質または、空間と時間に広がりをもって存在している究極の粒子と、宇宙に無限に点在している知恵（魂）の想念波――この二つが合体したところの善なるエネルギーを宇宙万有の素と波動法では呼称します。

このエネルギーを誰でも体内に取り入れることができ、自らの健康維持にあて、あわせてこの素を波動として病める人の体内に送波することが可能となるのです。

しかし想念波の中には、善想念波と悪想念波が浮遊しているので、悪想念波を取り入れないことが不可欠であり、良き指導者の指導を受けることが求められます。

取り入れたいエネルギーの素（宇宙万有の素）とは、

取り入れたいエネルギーの素

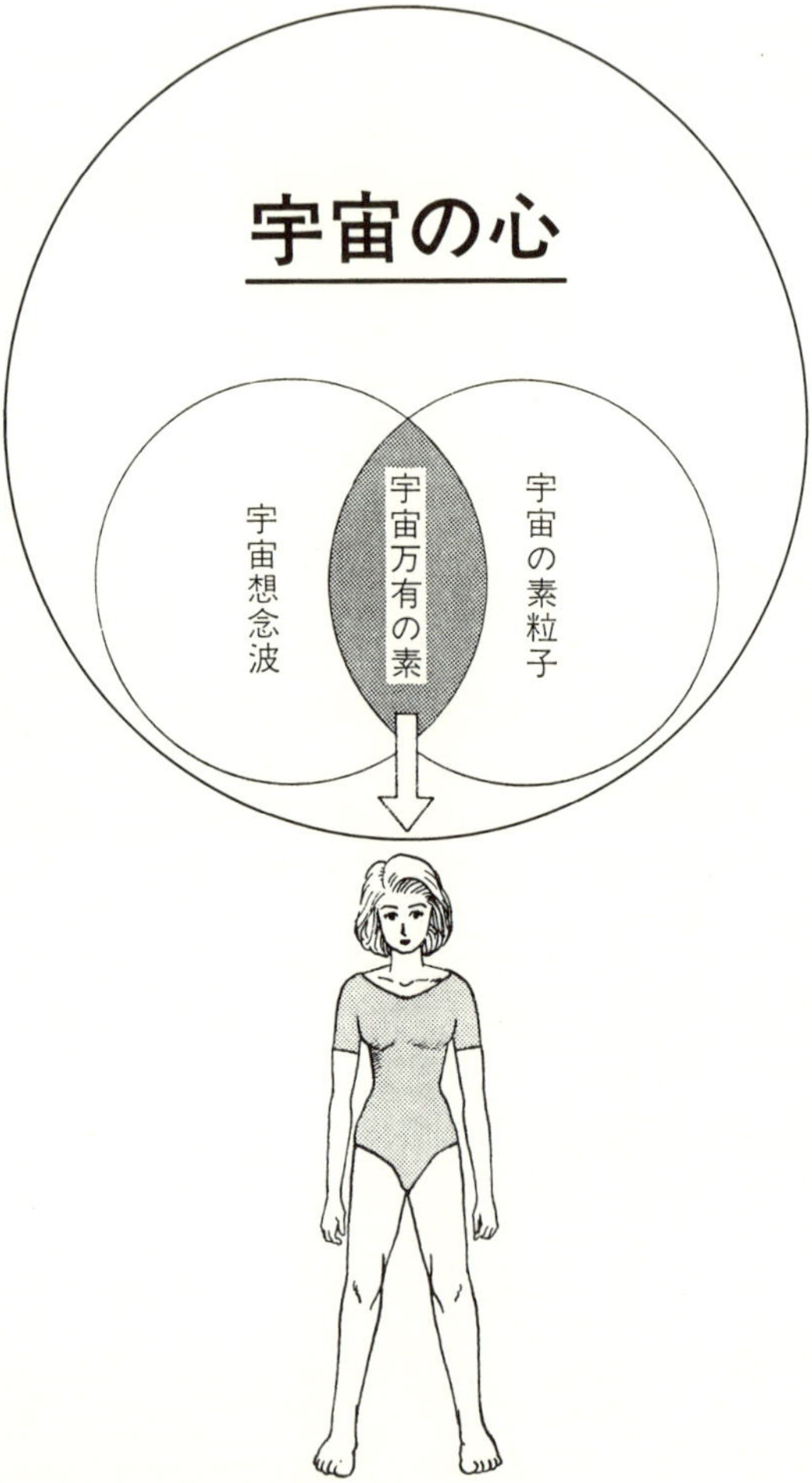

「宇宙万有の素＝宇宙素粒子と宇宙想念波の合わさった善なるエネルギー」のことで、このエネルギーを治療家の体内に取り入れ、自らの健康維持にあて、この素を波動として病める人の体内に送波するのです。

4　波動がたどる意識の過程

自己波動が起きる過程には、意識の変化が比例して追従してくるものです。通常、我々が物事を認め知る心の力、つまりは単なる表層意識だけでは、まだ胎動（肉体の動き）は起きません。

表層意識から我々が人にだまされる白意識（自然波動法での呼称＝誰もが持っているだまされやすい意識・無防備なる意識をいう）を打破したところに潜在意識が存在し、潜在意識を必要に応じていつでも出すことのできる（潜在意識を顕在化させる）ようになります。それは自然波動法を学び得た時に初めて知ることになるでしょう。

潜在意識の過程をたどり、次に、無意識の世界に入るためには、何ものにも捕われない意識を養う必要があります。

まずそれには、素直な気持ちになることが大切です。ちょうど、水に浮く時に上向きになり、全身の力を抜くと自然に浮くように浮身の状態に、心も体もその位置に置くのです。そうしますと、自然と無意識の境地に入ることができ胎動（不随運動）が起きます。体の動きは胎動から始まり微動に移ります。脳波にはα波がでてきまして、心は穏やかにして平穏になってくるのです。

訓練の段階を踏んで、律動から、激動、飛動と移っていきます。飛動まで入っていくと、意識は超意識の世界に突入し、この時点に到達した人は、部分波動（手の指、足の指はもちろんのこと、心臓以外の臓器などを自分の意志のままに動かすこと）が可能となってきます。そして気の波動を十二分に蓄えることができ、さらにはこの気の波動を人に送波することができるようになるのです。

さらには、相手の患部を感知する能力が身につき、予知能力などと、計り知れない超能力までをも得られるのです。そして、自我から超自我へと移って病気治療に最大の効果を発揮するようになるのです。

自らの心を自由自在にコントロールし、自己啓発をうながし、生きる喜びをさらに強めるという無限の能力を誘発してくれるのが、この自然波動法なのです。

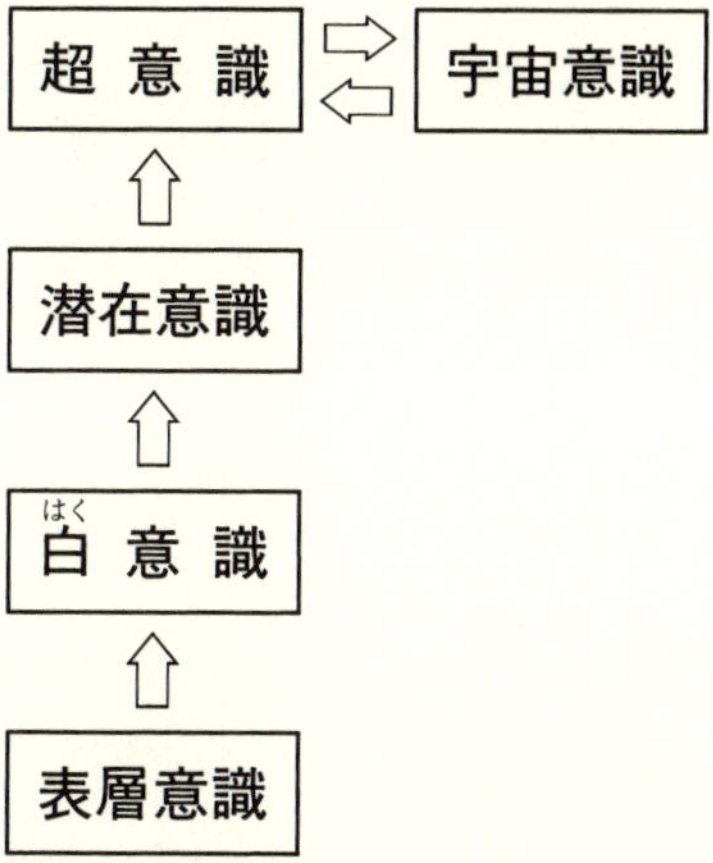

〈波動がたどる意識の過程〉

白《はく》意識➡自然波動法では誰もが持っているだまされやすい意識・無防備な意識をいう。

5　自然波動法の効果と観察

▼何回かの波動が体中に伝わると、病巣を駆逐する。
▼細胞組織が活性化する。
▼右脳が活性化する。
▼心が穏やかになる。
▼精力が出てきて、若返る。
▼諸々の難問難題が、自然のうちに解決してゆく。
▼想念を自然に受け止め、何事にもこだわらなくなってゆく（取越し苦労をしなくなる）。
▼心が浄化調和され、自分自身が良い方向に導かれる。
▼他人を良い方向に導くことができるようになる。
▼人生に愛の光を見出すことができ、必ず良い航路を選択し、再出発することができる。
▼自然界のすべてを愛することができるようになる。
▼霊的なものが憑依しているならば、自然のうちに浄霊されてゆく。
▼自然体で生活ができるようになる。

自然波動を感知するまで時間と回数のかかる人

① 猜疑心の強い人。
② 過去において、大きな騙しにあった人。
③ 信仰心の薄い人。
④ 先生に信頼をおけない人。
⑤ 西洋医学のみを信ずる人。

右の条件に該当する人は、まったく波動が入らないか、または時間と回数がかかる人です。

自然波動を受けた人の態度からの考察（霊的なものの介在が予想されるもの）

波動を送波し始めると、

- 陽の笑い――波動を送波し始めると子供のような、無邪気な笑いが出てくる人。
- 嘲《あざけ》た笑いが出てくる人。
- 陽の涙――涙がとめどなく流れ、大きな声を出して泣き出す人。
- 陰の笑い――おまえの波動なんか受けてやるかという、陰湿な笑いが出てくる人。
- あくびがとめどもなく出る人。
- まばたき――一秒間に何十回もまばたきが続く人。
- ゲップが数十回続く人。

・咳こみが続く人。
・手足が氷のように冷たくなってくる人。
などが特徴です。

6　病気のメカニズム

「もの」には表裏があるように、「こと」の起きた事象に対しては必ずそこに因果関係があります。結果として出てきた病気には、そうなった原因が必ずあるはずです。

結果として病が生じたということは、原因となるところに、病にかかった人間がいなくてはなりません。病にかかった人を診るときに病にかかった部位のみに捕われて、対症療法だけの治療に走ってはならないと思います。

病を持った人には、病を持たなければならなかった意志、つまりはストレスによる心の働き（恨み、憂い、哀れみ、憂うつ、嫉妬、怨恨、消極、孤独、焦り、悲しみ、恐れ、怒り、驚き、不安、陰うつ、羞恥、虚栄、憎悪、憐憫、苦渋、欲など）が必ずそこに起こっていたはずであります。また、そのストレスの動きに同調した悪想念波がとりもなおさず関与し、さらに病を悪化させたものといえます。ゆえに、肉体の痛みに対する対症療法だけでは、根本なる病

病気を治すメカニズム

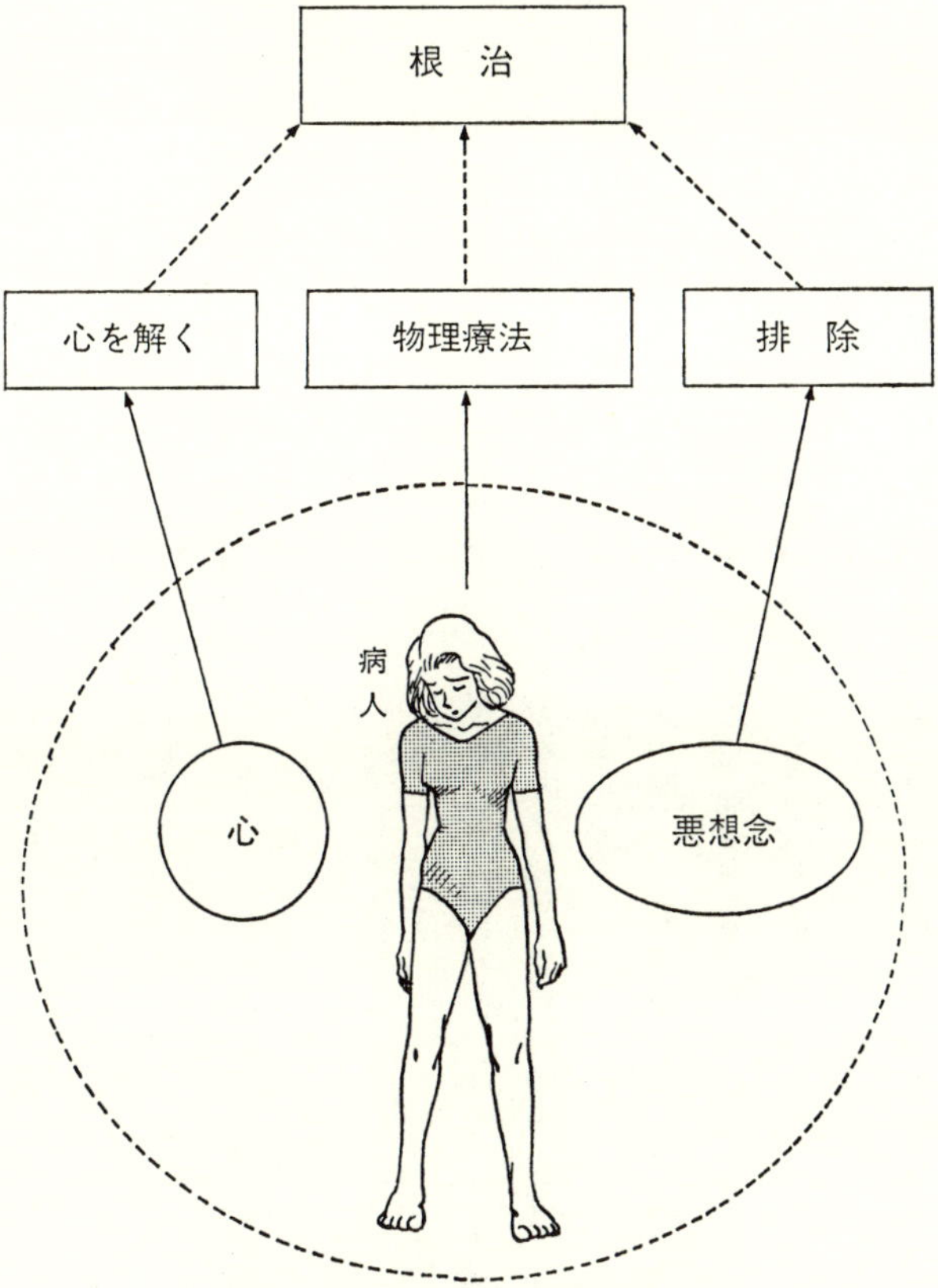

波動が入ると病にさせるべく働いた心と悪想念が除去され、自然治癒力が湧いてきて、根本より治癒に向かわせる。

は根治はしないでしょうし、根治したとはいえません。

病になるべく動いた心を解き、さらには悪想念波を除去し、自然治癒力を高めて、痛みを消去した時に初めて根治したといえます。

7　想念波動が健康を左右する

●善は善にこだまする

悪想念（意念）の放出により、悪想念を出した人の身体に異常を作り出します。つまりは人を恨み、物を恨み、世の中を恨み、今ある自分を嘆く想念を持ち続けると、必ず放出した悪想念以上の分量でその人にフィードバックしてきます。

返り方としては、悪想念を抱いた時から始まり、抱いたその瞬間から、その人の心は傷つき、ホルモンのバランスを崩し、内臓諸器官を悪化させます。ストレスもまたこれらに類似するものであり、肉体のみにとどまる人と、さまざまな事故に巻き込まれたりする人もいるのです。

物でさえも恨むと、その物がなんらかの形で恨んだ人に必ず返ってくるものです。生身の人間である以上、悪想念が湧いてくるのも仕方のないことであります。しかし、その湧いてきた時が肝心です。その悪想念が湧いてきた自分に対し瞬時に癒すのです。難しいと思うかも知れませんが、決して難しいことではありません。必ずできるものです。

「あいつがいなければいいんだけれどなあ」とか、「あいつが変われば俺だって変わるよ」と、よく耳にしますが、あいつは変わりません。自分を癒し、あいつを癒す自分を作らなければ、あいつは変わらないのです。善想念（人を愛し、物を愛し、地球を愛し、自分を愛する）を放出しますと、放出した分だけ放出した人に返ってきます。恨みを持たない人生を歩むことが、自らの肉体と心を健全に保てる健康法の一つなのです。

8　治療者と患者さんとの相関性

治療者と病める人の間においては、人間的に接するということが第一条件といえます。しかし、往々にして治療家としての態度を前面に押し出してしまうきらいがあります。いったん押し出してしまった態度は、後に引くことできませんし、後悔しても遅いのです。

自然波動家は、専門家たる態度を一つとして必要としません。なぜならば、初めての人は不安を一杯に抱いて来院してくるからです。

人間同士の、人間たる立場に共に立って、治療のスタートラインに立たなければなりません。どんなに治療家が素晴らしい技術とパワーを持っているにしても、相手が構えている場合には、そこには一寸の隙もなく、いくら波動を送り続けても、その効果をみることはできないのです。

のみならず、送り続けた時間も治療家のパワーも浪費をみるだけであり、治療家が短命の道を歩むことになりかねないからです。

また、治療家に気負いは禁物です。気負えば気負うほど、相手は治療家の出す周波数のチャンネルに合わせにくく、気まずい場を作ります。大切なことは、患者さんの出す周波数のチャンネルに治療家が合わせることだと思います。そして先ずは聞くことから始めなくてはなりません。初めに患者さんが何を訴えたいのかを知る必要があります。次にはその痛み、悩みを分かってあげることに集中努力しなくてはならないのです。

その後に、波動なるものを分かりやすく説明し、波動送波の準備に入るのです。初めて送波する時には、あまり期待をせず、気負わず、自然体で望むことが肝要です。

互いの周波数、波調、波動が合ってくるまでには時間のかかる人もいるので、焦らずにすすめるのがよいと思います。

また、波動なるものを早く受けたくなるまで、その時を待たさせるのも必要なのです。なぜならば、相手は待つことの受身のアンテナを三六〇度掲げて、送波してくれるのは今日か、明日かと心待ちしていくからです。その時を見計らって波動を送波するのです。その時の効果には素晴しいものが期待できます。つまりは、人によって送る時のタイミングがあるということなのです。心を解くチャンスとタイミングが重要であるといえます。

この波動は、あくまで心と体の病んでいる人に送波することを認識しておかなくてはなりません。波動治療を必要とする人以外（遊び感覚）の人には送波しないことが肝要です。

9 病気を治す鍵

病気とは、「気を病む」と書きます。これは万人の方が知るところであり、先人が名付けた、この語はなんと素晴しく、当を得た言語ではないでしょうか。病気にかかりますと、体の生理的作用が正常でなくなり、元気の気が失われ、嘆き病むことになるのです。

西洋医学は有史以来、特に近年におきましては、進歩発展の途上を歩んでいます。中でも薬学や手術の技術は目をみはるものがあり、このまま進んでいくと二十一世紀前半には、未だ予想もつかぬ医の世界に入ることでしょう。

しかし、ここで西洋医学の進もうとする道を考察してみる必要があります。

私は、西洋医学のすべてを否定する者ではありません。どうみても西洋医学の過去、現在、未来の、病気に対する取り組む姿勢は、残念ながら大道から離れ、ますます小道を歩んで行くような気がしてならないのです。

西洋医学は、さらに細分化され、ますます対症療法が施されることとなるでしょう。対症療法の一環として使われる薬、注射の副作用や弊害を一番熟知しているのは、それを取り扱っている医師であり薬剤師なのではないでしょうか。

健康保険のきく病院に、一年、二年、長くは十年と通っても、いっこうに良くならず、挙句の果ては新興宗教に入信する人が跡をたたない有様です。某宗教に入信したら腰が治った、膝が治った、不治の病といわれた病気が治った、という人がいる事実をどう理解したらよいのでしょうか。

宗教団体は対症療法を施した訳ではないのです。入信したものの気を変えさせただけなのです。信じる心を作り、治ろうとする気を起こし、必ず治る、という信念を植えつけることにより、人間本来の自然治癒力を高めただけのことなのです。

ただ、ここで大事なことを述べておかなくてはなりません。

新興宗教に入って治った人たちは、その宗教に入ったために治ったのではなく、心の持ち方、気の持ち方が変わったために治ったことを知る必要があります。つまりは、新興宗教に入らずとも治るということです。それゆえ、今病気で苦しんでいる人たちは、気の持ち方を変えれば必ず良くなるということなのです。

現在、新興宗教にとっぷりと浸かってしまった人は、それ自体、新たな病気の大海に入ってしまっていることを知るべきなのですが……。新興宗教に入信したのはいいのですが、今度はその宗教から抜け出せずに思い悩んでいる人がどんなに多いことか、困った問題です。

このような現況を、医を術とする者は考え直す必要があります。これは国民全般の二十一世紀に入っての課題でもあるといえます。また、西洋医学には臓器移植、試験管ベビー、排卵誘発剤など驚嘆に価するものがたくさんあります。

バイオテクノロジーは、植物、動物、そして動物の中でも人間にまで、その領域や聖域を犯そうとしています。この現実をどのように考えたらいいのでしょうか。また、クローンも二十一世紀の大きな問題となって続いていくことでしょう。

自然界（大宇宙）のすべてを創られた主は、これらの進歩、発展をどう見ているでしょうか。それらすべてが、許されるものであるとするならば、そこには、もう本来の愛（心・精神・意識・魂）はなくなっています。「人間の生命を助ける！」「人が困っているのを助ける」という大義名分により行われている医学と医術は、果たして真理の行動なのでしょうか。

いかに医学、科学が進歩発展したにせよ、人間が人間の心まで創ることはできません。そこには愛がないからです。お金でもって創られた人間が誕生したならば、必ずその報いは、何十年後に返ってきます。それらは、主の理に反した行いが大義名分の中で公然と行われているからです。

また、これらの行為に対して、どれほどの人たちが、何の疑問すら持たずに今の医学は大したものだ、と感嘆していることでしょうか。その感嘆していることに対し私は恐ろしさを覚えるのです。

臓器も神経も、血管も筋も、みなつながり、協力し合っているのです。そして、それらの器官は、何の指令によって、動き、働いているのでしょうか？　それらは、主なる心（精神・意識・魂）により、すべてコントロールされているのです。

それは、母親のお腹に一つの生命が宿ったその瞬間からなのです。先天的なものは別として、今世紀には、さらに心の病気から誘引された病が多く出ることでしょう。個人的な悩み（友人関係）、家庭（夫婦間・嫁姑・親子・兄弟）、会社・国家（外交的・内交的）、地球（汚染）などありとあらゆる場面において、持ち場、立場は違うにしろ、少なからずそれらにたずさわっている人には、何らかの問題が起き、人体にその影響を与えています。

それらのストレスが積み重なると、いろいろの病気を誘発します。その時に、臓器のみの対症療法、または数値のみをもって安心していいのでしょうか。「こと」は、それほど簡単ではないのです。もちろん、生まれつき臓器に異常のある人は別として、その病にかかるべく起きた心を解いてあげることが、一番大事なことなのです。

五十〜六十年前の西洋医学のお医者様の中には、「赤ヒゲ先生」的な先生が数多くいました。診療室に入ると、患者さんの家族構成をよく熟知していて、「お父さんは？　お母さんは？　嫁に行った姉さんは？」などと、医者と患者さんの心が打ちとけてから本題に入ったものです。が、今の医師はどうでしょうか。保険のきくことをよしとする患者さん側の責任もあるでしょうが、三時間待って三分の診察は、今もって続いています。それもやたらに薬、注射と反省しなくてはならない面が多々あるように思うのですが。とはいいましても二十一世紀は西洋医学、東洋医学が協調していく世紀にすでに入ってきています。心強い限りです。

また人間界には、押したりもんだりしても、薬でも注射でも治らない病気があります。それは霊的なものが、ある人に介在した時に起こるのです。

それは、どういうことかといいますと、ある霊が、ある人に憑依した場合に、いろいろな形でその人の体に病を作り、訴えさすのです。そのような時には、その霊の訴えを聞き、さらに、その霊を光の世界に上げてやります。それによってその霊は救われ、その人の病は解消されるのです。私の行なっている自然波動法は、これら霊障によって苦しんでいる人も治療し、治癒に向かわせています。

10　送　波

波動を送波するためには、自分の気の充実をはかることは最も重要ですが、前著（『心身を癒す自然波動法』）でも述べたように、波動瞑想法が送波の基本となります。

今一度、波動瞑想法を熟読し、指導者の下で正しい瞑想法を学ばなければなりません。瞑想法は常に危険（人によっては、命を取られたり廃人になったりしますし、低い霊に取り憑かれ本来の自分に戻ることができなくなることが多い）を伴うからです。

次に、送波する時の手と指の使い方を説明いたします。

◆波動を送波する時の手と指の使い方は一番使用度の高いものを選んで掲載しました。

1　次の図①は、一人に送波する時に用いる。送波する範囲は小さい。
2　図②は、一人または複数の人に送波する時に用いる。送波する範囲は大きい。
3　図③は、患部を両手の間に入れて送波する時に用いる。
4　図④は、一部分に送波する時に用いる。この時は、指に部分波動を起こす。

・送波する時は、掌、指に力を入れない。
・呼吸法が大事です。正しい呼吸法を学ばないと、気を相手に取られ、送波する人は短命に終わるので要注意（波動瞑想法が重要です）。

11　波動フィードバック

立つ、座る、歩くなどの動作は脳での思考がまずあり、その命令を受けて体が動きます。脳からの命令は体が動いていない時も伝えられています。座っている、立っているというような、しつづけるといった静止した状態がそうです。

長い時間無理な姿勢（静止）をつづけていると、私たちは息苦しくなり体の一部が凝ったり痛んだりします。この時、体を作っているひとつひとつの細胞も不自然な緊張を強いられ、

①

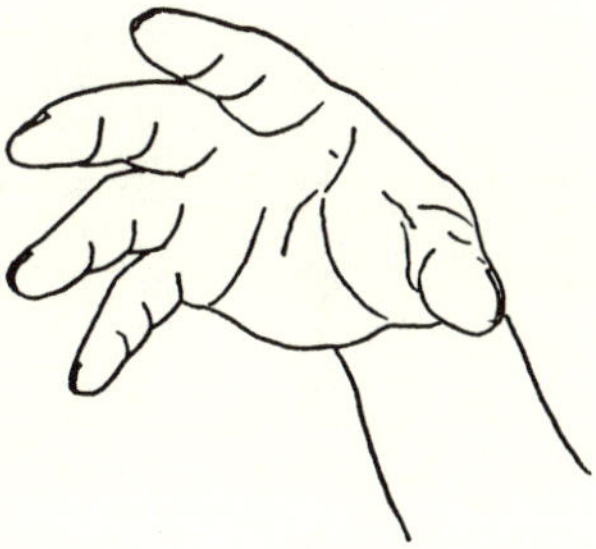

②

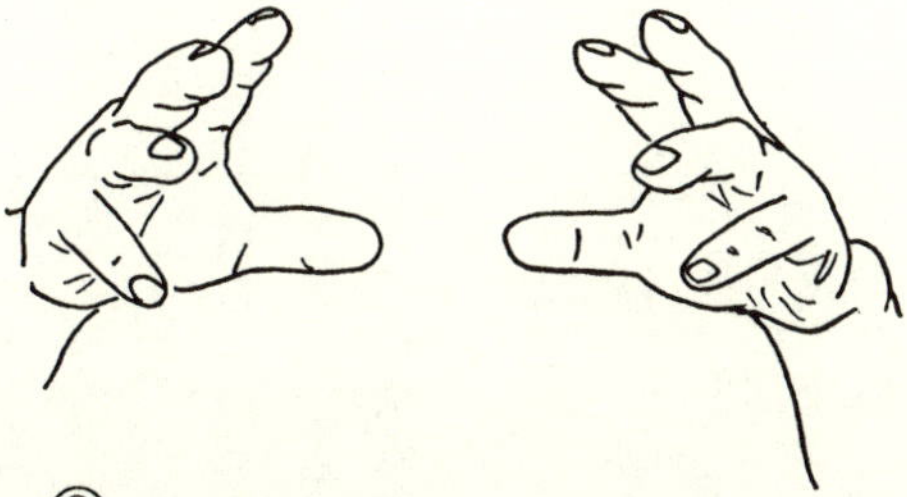

③

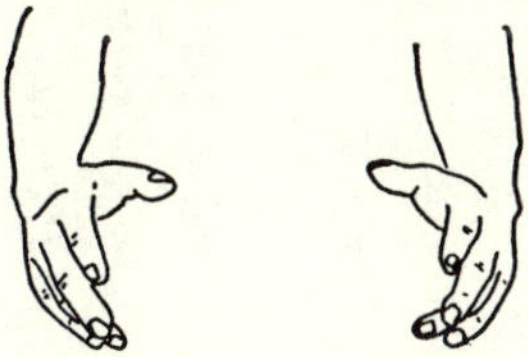

④

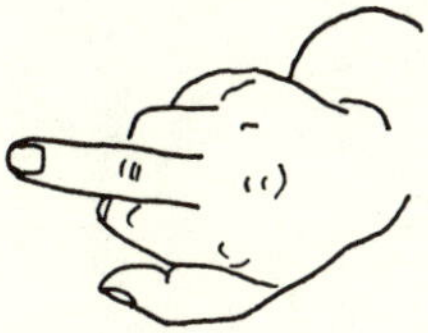

血行が悪くなりますので酸素の供給が低下します。小さな細胞といえども苦痛を感じますが、脳は細胞ひとつひとつの訴えまではなかなか意識しません。ところが体の方は細胞の訴えを敏感に感じとっています。

意識が遠のき脳の支配が弱まると、体は大きく伸びをしたり欠伸をしたりします。厳粛な場面でとつぜん欠伸をする人に出会ったことはないでしょうか。長い緊張に耐えられず意識がゆるんだ瞬間に、無意識に体が動いてしまったのです。あわてて口を押さえたりしますが、それによって体の細胞は、また不自然な状態に押さえこまれてしまいます。

「伸びをしよう」「欠伸をしよう」と考えて伸びや欠伸をする人はまずいないでしょう。体が「体の要求に自然に反応した」のです。潜在意識からの命令を受けて動いたのでもありません。

この「体の自然の動き」を引き出すことは容易です。気持ちを落ち着かせ宇宙エネルギーとのコミュニケートを意識しますと、体の細胞が動きたいと欲している方向を感じとります。感じとったらその方向（表の動き）に体が動いてきますので、ゆっくりとそれに乗っていきます。体が伸びきるまで、曲げきるまで乗り、動かし続けます。動かしきった時に約七〜八秒、そのままじっと動きと息を止めます。その後、全身の力を一気に抜きます。この時は頭の中は空っぽです。そして中心に戻ります。すると再び、体が本当に動きたいと欲している方向（裏の動き）を自分で感じとり、ゆっくりと勝手に動きだします。（図の動作②）と同時に不自然な姿勢のもとで押さえこまれていた細胞ひとつひとつが自由になり、いっせいに伸びをします。血行が良くなり体の奥底から活力がわいてきます。
不思議なほど気分がさわやかになり、心と体のわだかまりがなくなりますので、同じ姿勢で長時間仕事をされている方や、受験勉強をしている方など試されたらよいでしょう。ほんの二〜三分で疲れがとれ気分が一新します。また図の③の中心に戻った後、体は自らの歪みを修正し最も自然な姿勢に落ち着きますので、これらを繰り返すことで肉体と心の調整をします。

さて、細胞のひとつひとつは血液から酸素をもらって呼吸しているだけではなく、自然界に満ちている生命エネルギー（気）を呼吸しています。自然を自然ならしめている宇宙の根源的なエネルギーのことです。しかしふだん私たちの細胞は、脳の思考の支配を受けた不自然な姿勢と動きのもとで、充分に気を取りこめない状態におかれています。ですが、ひとたび体を自由な本来の動きのなかに解放すると、細胞も緊張から解き放され気を呼吸しはじめます。

前述の自然な動きを引き出す動作に即していえば、全身の力をぬき宇宙エネルギーとのコミュニケートを意識しますと、気（エネルギー）がスーッと体の中心に入りこみます。次いでひとつひとつの細胞が伸びを始めると、中心に入った気が全身に広がります。疲れがとれ、瞬時に気分がさわやかになるのは血行が良くなるだけでなく、こうしてひとつひとつの細胞に生命エネルギーが湧いてくるからです。細胞は気を呼吸し、気とコミュニケートすることで生命エネルギーが漲《みなぎ》ります。

波動フィードバックの一例

①

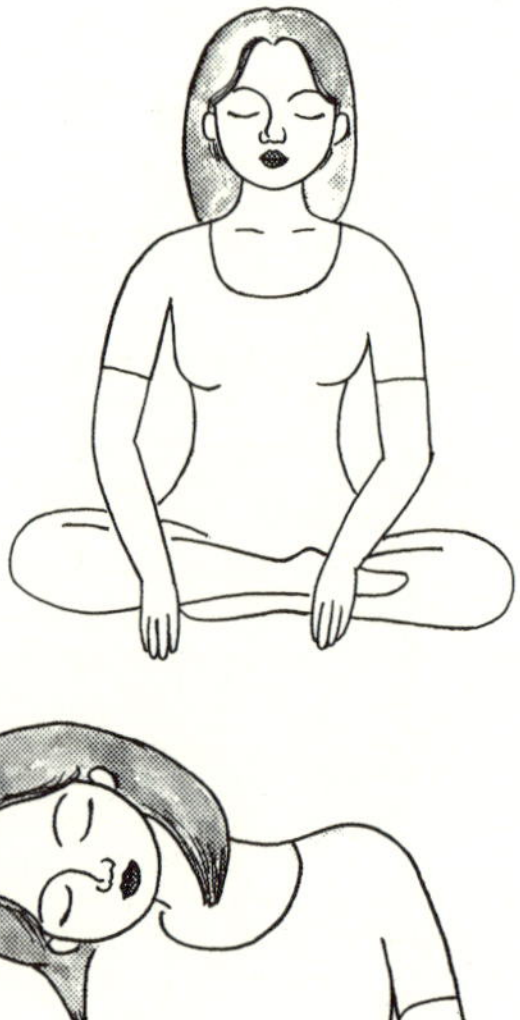

（中心）

②

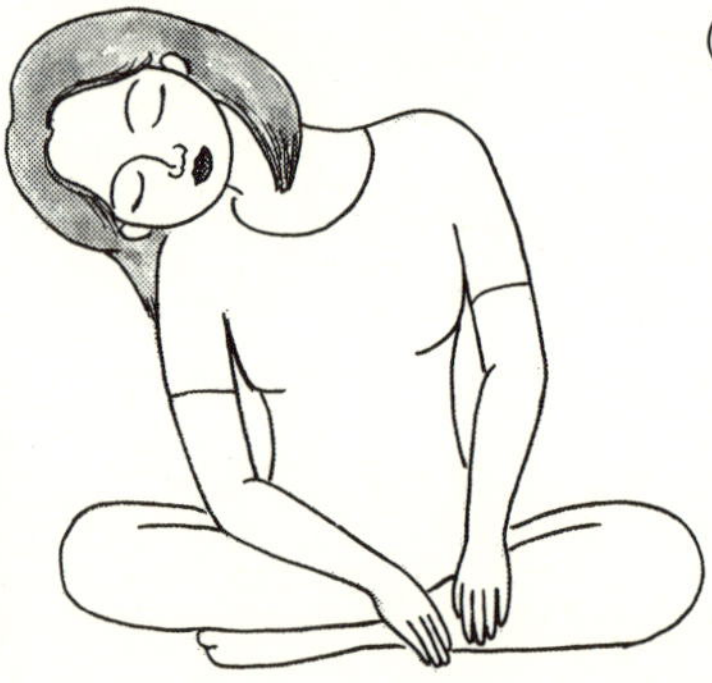

（表の動き）

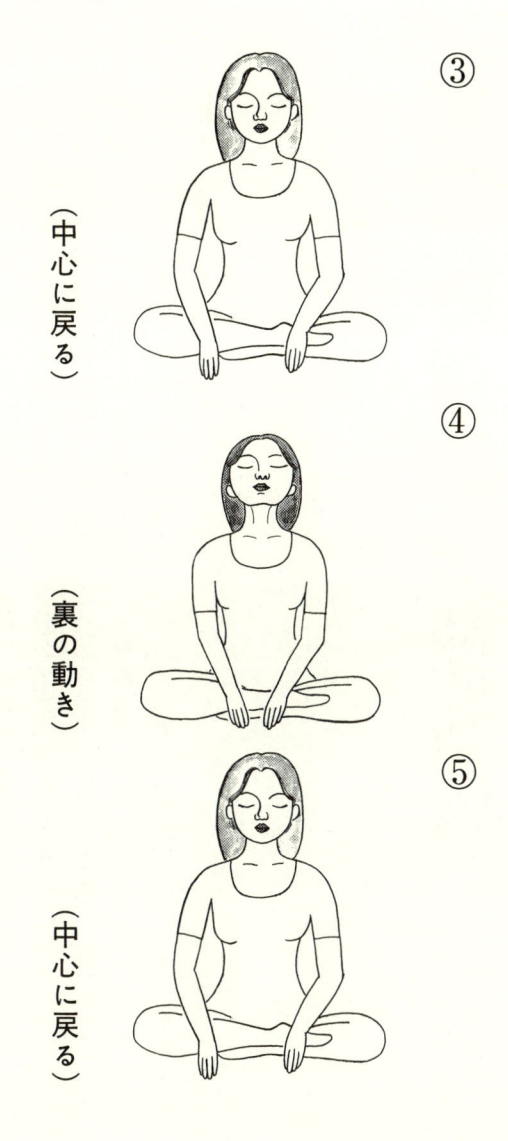

③

（中心に戻る）

④

（裏の動き）

⑤

（中心に戻る）

体が勝手に動く自己波動や波動整体は、意識を捨て去ることで体の全細胞と気とのコミュニケートしたことにより起こります。自己波動や波動整体によって体の凝りや痛みが取り払われるのは細胞の欲する動き、すなわち体が最も欲する自然な動きによって歪みが矯正され、疲れていた細胞に生命エネルギーが与えられ、気分が一新するからです。

「さあ皆さん伸びをして頭を解きほぐしましょう」といって長い講演の途中に講師がうながす動作は、決して体が欲する本当の動きとはいえません。人によっては強制になりかえって疲れてしまうことさえあります。体の細胞ひとつひとつの訴えに心を傾けてこそ、本当の休息と回復があるのです。

12　波動禅と宇宙エネルギー

自然波動法をつきつめて勉強してゆくと究極の波動禅に辿りつきます。

波動禅の動きは心、技、体プラス宇宙の心を呼吸《いき》できた時に、荘厳にして、優美なる動きとして現れます。

身体を無念無想の状態（浮身の状態）にして、宇宙意識とのコミュニケートにあずけてしまうと、体自身が要求する自然の動きから次第に気の流れに溶けこみ、融合して体が動きだ

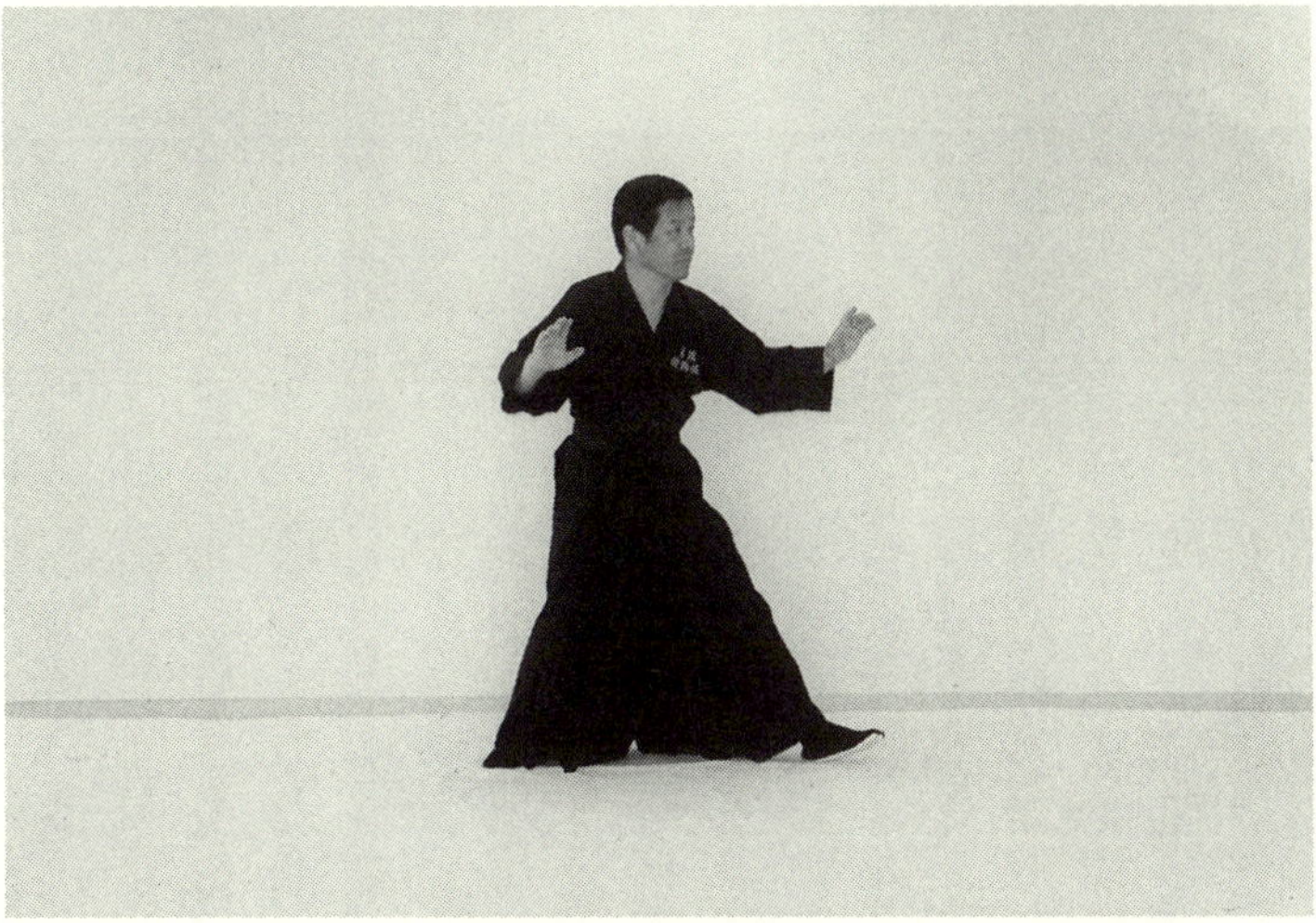

波動禅　①

します。

気の流れとは大自然が持ち、かつ大自然が生みだすエネルギーのことであり、このエネルギーによって大自然は営々と息づいています。

この無限に存在し、無限に生みだされるエネルギーである宇宙意識体から放出されるエネルギー（気）と同化するのが波動禅です。それゆえ波動禅の美しく荘厳な動きは、大自然そのものの動きなのです。

私たちは、波動禅によって大自然と一体になると大自然の一部と化します。実際に誰もが波動禅が深まると、自己の体が溶けだし、どこまでもどこまでも大自然の中に広がっていくのを体験します。そしてついに宇宙意識体と融合した時に、何ともさわやかなエネルギーが体内に流れこみ充実してくるのです。

太陽の周りを地球が三六五日かけて廻っていることは誰もが知っています。地球が太陽の周

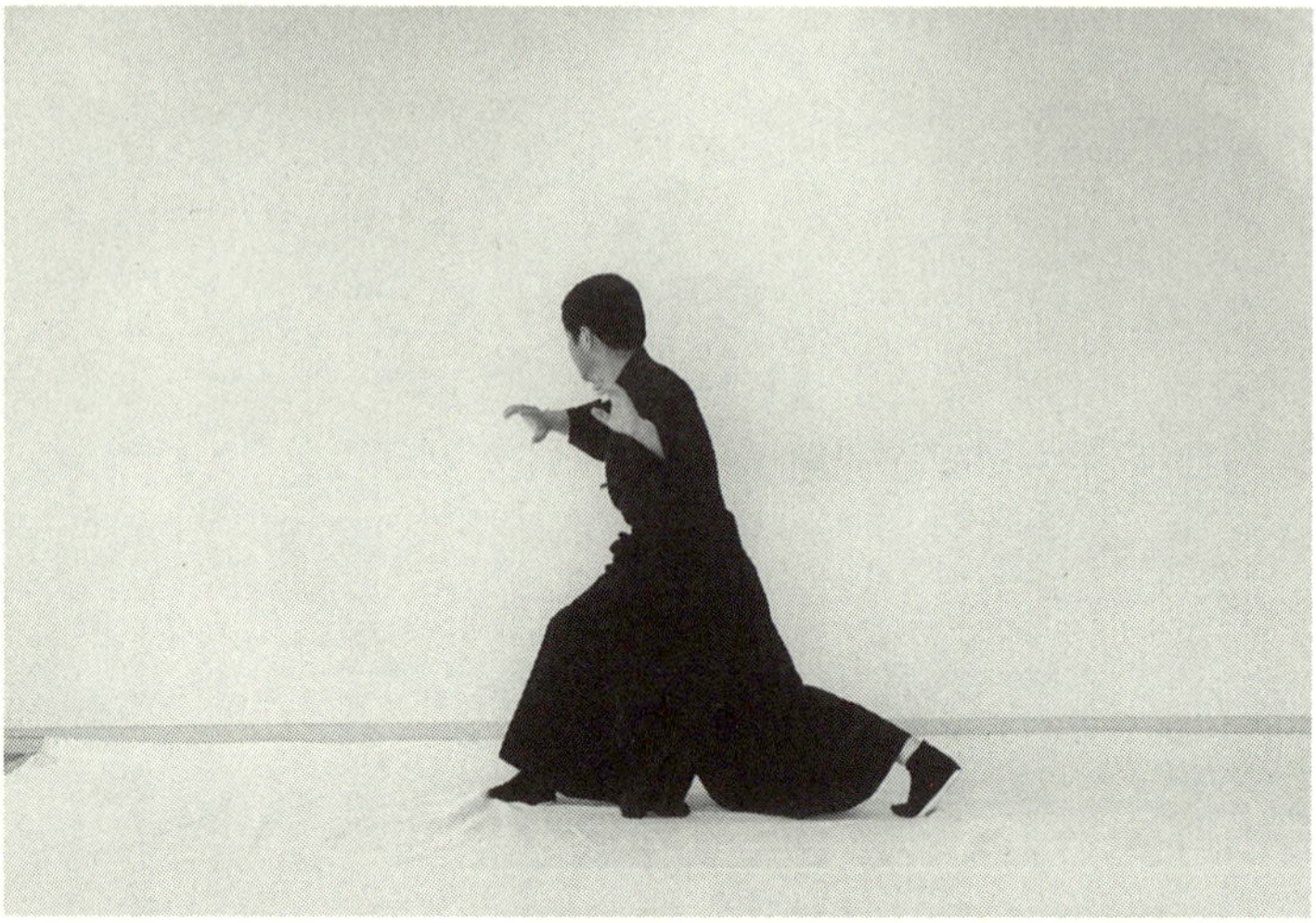

波動禅　②

りから飛びだすこともなく、永遠に廻り続けていられるのは、太陽に引っぱられる力（万有引力）があり、回転によって飛びだそうとする力（遠心力）と大きさがちょうど等しく向きが反対でつり合っているからです。

だから何らかの影響で地球の回転がわずかでも速まれば、遠心力が増しますのでつり合い（バランス）が崩れます。地球は次第にスピードをあげながら太陽から遠ざかり、ついには太陽系の外に放り出されてしまいます。

逆に回転が遅くなれば遠心力が弱まりますので、地球は太陽の引く力（万有引力）に引き寄せられることになります。引き寄せられると万有引力が増しますので、さらにスピードをあげて接近し、ついには太陽の炎の中に吸いこまれてしまいます。

こうした宇宙（大自然）の微妙なつり合い（太陽・地球・月・その他諸々の惑星・衛星が互いに

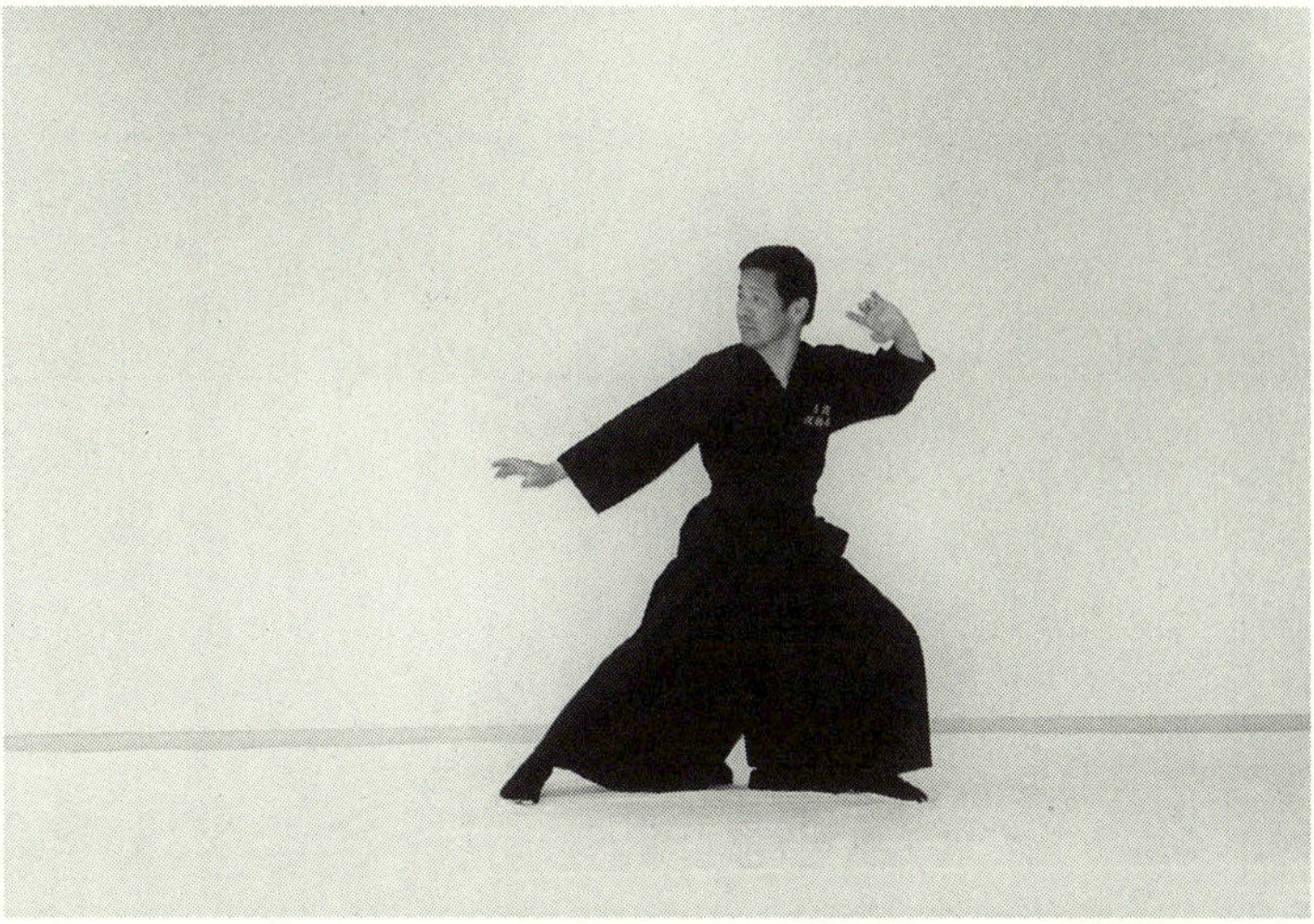

波動禅　③

関係しあいながらつり合っている）を維持しているのが宇宙（大自然）の意志であるとひとまず考えてみてください。

太陽にも地球にも月にも、宇宙（大自然）に存在するものすべてに、その存在を存在ならしめている意志があり、それらの意志のもとに宇宙（大自然）は営みをつづけていると考えられます。

こうした説明をすると、人工衛星だって地球の周りを何年も地上に落下せず廻りつづけているじゃないか。太陽の周りを地球が誕生してから五十億年もの長い間、廻りつづけているのは単に、大自然の法則によって廻っているのであって宇宙に意志がある、といったようなことではないと反論が返ってきそうです。意志をもつ者は人間など高等な動物以外には存在しないといった近代科学を万能とする教育を、私たちは受けたのですから、そうした反論も当然でしょ

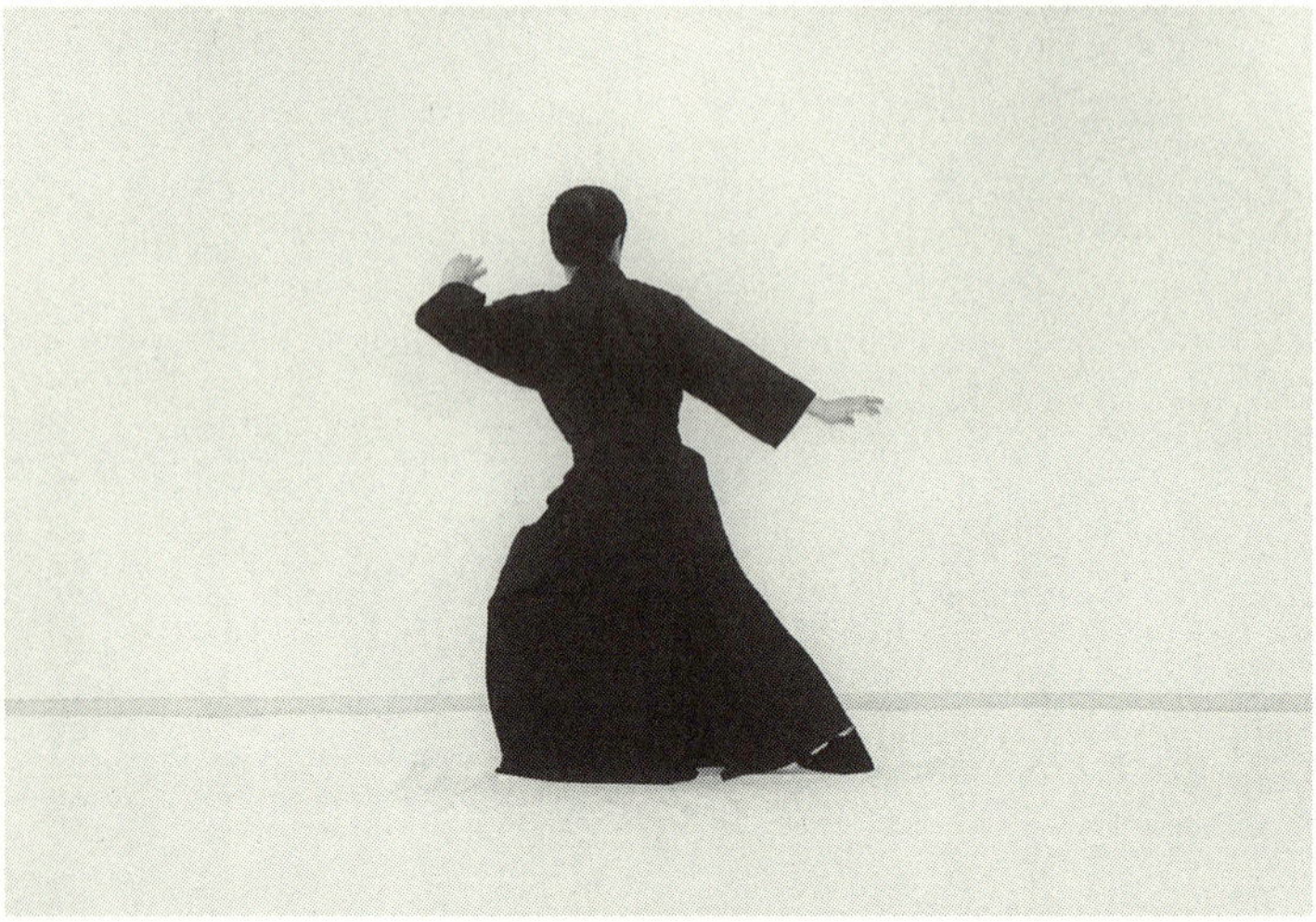

波動禅　④

う。しかし、意志というものをもう少し広い意味で捉えてみてください。

人工衛星は確かにコンピューターに制御されて地球の周りを廻りつづけています。しかし、地上からの電波によって常に軌道修正されながら、廻っているのを知っているでしょうか。人工衛星に積まれたコンピューターだけでは軌道をそれ、地上に落下するかも分かりません。だいたいそんな微妙なつり合いが永遠につづくなんてありえないと考えるのが普通であり、素直な考えではないでしょうか。

地球は太陽の周りを円形に廻っていますが、水星や火星や冥王星は、かなりゆがんで回転しています。

これらの星は太陽に近づくに従って、太陽からの引力が増しますので回転の速度をあげてつり合いを保ちます。離れるに従って回転の速度をおとします。すなわち、常に速度や軌道を修正しながら回転しているのです。

七十六年の周期で太陽の周りを回転しているハレー彗星などは、五十億年もの長い間飛びだしてしまうことも、吸いこまれてしまうこともなく廻りつづけているのが不思議ではありませんか。接近した時などは、ほとんど太陽とすれすれの所を通過していきます。それも大自然の法則でしょうか？　何らかの意志が働いているとは思いませんか。

五十億年前の太陽系の誕生に思いをはせれば、そのことがさらにはっきりします。チリとガスとでできたうずを巻いている巨大な雲（原始星雲）が互いに引っぱりあって縮み、中心部に太陽が、周囲に地球や火星が誕生したといわれています。このことは、星の誕生や観測によって確かめられています。でも、なぜそれ以降微妙なつり合いのもとに廻りつづけているのか、といった素朴な疑問には答えていません。太陽や地球や月を存在させた意志があり、そして太陽や地球や月自身の中にも同じような意志があり、それらの意志のもとに太陽系が誕生し廻りつづけているといったほうが素直だと思うのですが……。

太陽の熱によって水蒸気になった地上の水分は上昇し、冷えて雲になり雨となって再び地上にもどされます。田畑や樹木をうるおし余った水は川や湖に流れこみ、あるいは地下水となり動物たちの生きる糧となります。そして海へ流れこみます。

海の水は再び太陽の熱で水蒸気となり、上昇し雲となります。このように営々とつづけられている大自然の営みを考える時、そこに大自然を存在ならしめている意志のようなものがあると考えられないでしょうか。自然界の法則として片付けることのできない意志のようなものが……。

山の中で感じる気、海で感じる気、それぞれの場所によって感じる気は違うといいます。電気や磁石のもつ気は無機質な味気ない冷たい気だそうです。台風が接近してくる時に感じる気はとても興奮させられ元気づけられ、おしゃべりになってしまう気だそうです。気が大自然の意志であり、その営みによって生みだされるエネルギーであるなら、海や山などで感じる気が違って当然でしょう。

また、気が風のように漂っているエネルギーの流れなら自然を構成している雲、樹木、鳥獣、湖などは要素によって区切られるものではありません。自然を構成している要素が、互いに作用しあいながら生みだすエネルギーの流れなのですから。

波動禅が深まると自分と周囲の隔たりが取りのぞかれ、自分が宇宙意識界のもとに広く拡散してしまいます。つまりは宇宙の心と同化するということです。同化した時、私たちの体に何ともいえない心地良いエネルギーが充満してきます。

この波動禅の荘厳にして優美な動きと、宇宙意識体との融合作用は、その人が現在持っている霊格によって比例します。

13　チャクラ覚醒と憑依霊の危険性

チャクラは人間の無限なる力を引きだすために魅力あるところです。しかしこのチャクラ覚醒の罠にはまり、数多くの人がその犠牲になっています。

前著（『心身を癒す自然波動法』）でも強く述べておきましたが、自然波動法学院ではチャクラ覚醒目的の勉強会は行なっておりません。なぜならば、その覚醒がいかに危険なものかを知っているからです。

欧米などではドラッグを使って覚醒させる、いわゆる邪道を選ぶ人々が跡をたちません。邪道を歩んだ人、また単独に書物に書かれているままにチャクラ覚醒に挑んだ人はことごとく命を落としているか、廃人になっています。また、廃人にならないまでも低級霊が憑いてしまい自分を取り戻す術《すべ》を失っているのが現実です。日本国内を見ましても、ほぼ、これに近い道を歩んでいる人がいます。

ある段階まで登りつめますとチャクラが覚醒し始めます。

指導者もなく、単独で行なったほとんどの人に低級霊が忍び寄り、神の名を使いその人をあたかも神の申し子であるかのごとく、甘い言葉で誘惑する霊も現れてきます。それに乗じた人は、その虜《とりこ》になり自分を見失います。これもまた、命を取られるか廃人同様の道を歩まねばなりません。

これらが起きた全ての事象は誰の責任でもありません。すべてその人、自分自身なのです。その人がその時点で持っている霊格の低さによって、低級霊が忍び寄ってきたのを迎え入れたのですから。それは、絶対に隠すことのできない自我の現れとなって出現してくるのです（その人の、現在持っている心の生き写しとなって現れているということです）。

すべては、その人が取り入れた訳ですが、その世界から脱出できない人は、その責任を他人に転嫁しようとします。がそれは大変な間違いなのです。

そこからの脱出は可能なのです。それには早い時期に、強い自分の意志で霊的な波動を断ち切ることです。すべては自分の意志で可能にすることができるのです。

単独で、幻聴、幻覚に浸らないということであり、霊的遊びは絶対にしてはならないということです。絶対にです。

それほどまでに危険なものですから、やるからには人に責任を押しつけずに、命を捨てる覚悟が必要です。

14　波動を高める

宇宙の心（気）を体内に取り入れ、その気をさらに大きく育て上げるためには、善なる行為（他人のためになること）をしなくてはならないことはすでに述べたとおりです。

私はその気を高めるために波動瞑想法、立禅、波動禅、水行、断食、滝行、禊行を行なっております。

これらの修行から得る知慧と勇気と感性は各自によって異なるものです。そして、その中で忘れてはならない大事なものがあります。それはこの体験で得た霊性と霊格は自分のためだけではないということです。社会生活の一員である限りはすべて他人のためであり、社会のためであり、国家のためであり、人類のためでもあるのです。

高め得た気を、万人のために使い切れる人間になれるよう精進したいものです。

15　水行

水は人間にとって、欠かすことのできないものの一つです。人間の生命が宿った時に、母なる海、つまり羊水の中に十月十日《とつきとおか》の間、水に浸された生活から始まります。

そして、十月十日の生活が終わるとともに、羊水の力を借り、人間としてこの世に出現を許され、産湯を使ってこの世の第一歩を踏み出すのです。誰もが生、老、死の人生の過程をたどり、あの世とやらへ死に水をもらって旅立ちます。旅立ってからも、後に残された人たちは旅立った人への愛着の念から墓石に水をかけるのです。

人間にとって、水は切っても切れない縁で結ばれています。また、水は計り知れない力を持って、天地を駆けめぐっています。

地にあっては、人間の生活に恩恵を与え、天にあっては、あらゆる物を洗い清め浄化する力を持ち、これに匹敵するものはないのです。

その水を使っての水行は、私にこれまた計り知れない恩恵を与えてくれました。ここに私なりの水行の仕方とその効用を述べます。

①　皮膚が引き締まり、肌が柔軟になった。

②気の充実が得られた。
③新陳代謝が促進され、内臓器官の働きが活発となった。
④一日の行動の初めに行うため、脳の血行を促し、思考明晰にして肉体の活動が敏になった。
⑤体を清めるという想念に立って浴びることにより、心の垢を洗い流した感を、行うたびに強く感じ得る。
⑥自分のエゴを捨て去ることができた。
⑦平常心が培われ、深く思い悩むことが少なくなった。
⑧副交感神経が亢進し、心が穏やかになり以前と比べて人相が柔らかくなった。
⑨新しい生命力が湧き上がって、人生の転換作用を得た。

水行の実施

用意する物＝洗面器、タオル、塩。
①まず初めに、洗面器内部を塩できれいに水洗いする。
②塩を一つまみ洗面器に入れ、水を満たす。その水に顔をつけ、まばたきを数回繰り返し、目を洗う。
③その水で口中を洗浄する。
④片方の手に水をすくって、鼻腔を洗浄する。

⑤　その水で局部および肛門を洗浄する。
⑥　塩を取って左の腕から右腕、左脇腹、右脇腹、左脚、右脚、頭頂部、足底部、顔面部と体に擦り込み清めていく。
⑦　洗面器に一杯ずつ水を頭頂からかぶる。
※何かのお願いを込めてかぶらないのがよいように思われる（欲を出さないこと）。
※一回かぶることに、その人なりの感謝を込めてかぶることをおすすめします。
・塩の使用は必ずしも必要ではありませんが、断食中の水行には塩の効用によりさらに、心身を清める効果があります。
▼注意
・我慢くらべではないので、水に合わない人は水行はやらないこと。
・強い冷え性になった人もいるので要注意。
・終了後、乾布摩擦を丹念に行うこと。

16　滝行

気のパワーを高める方法の一つとして当学院では滝行もすすめています。滝に入る時間は

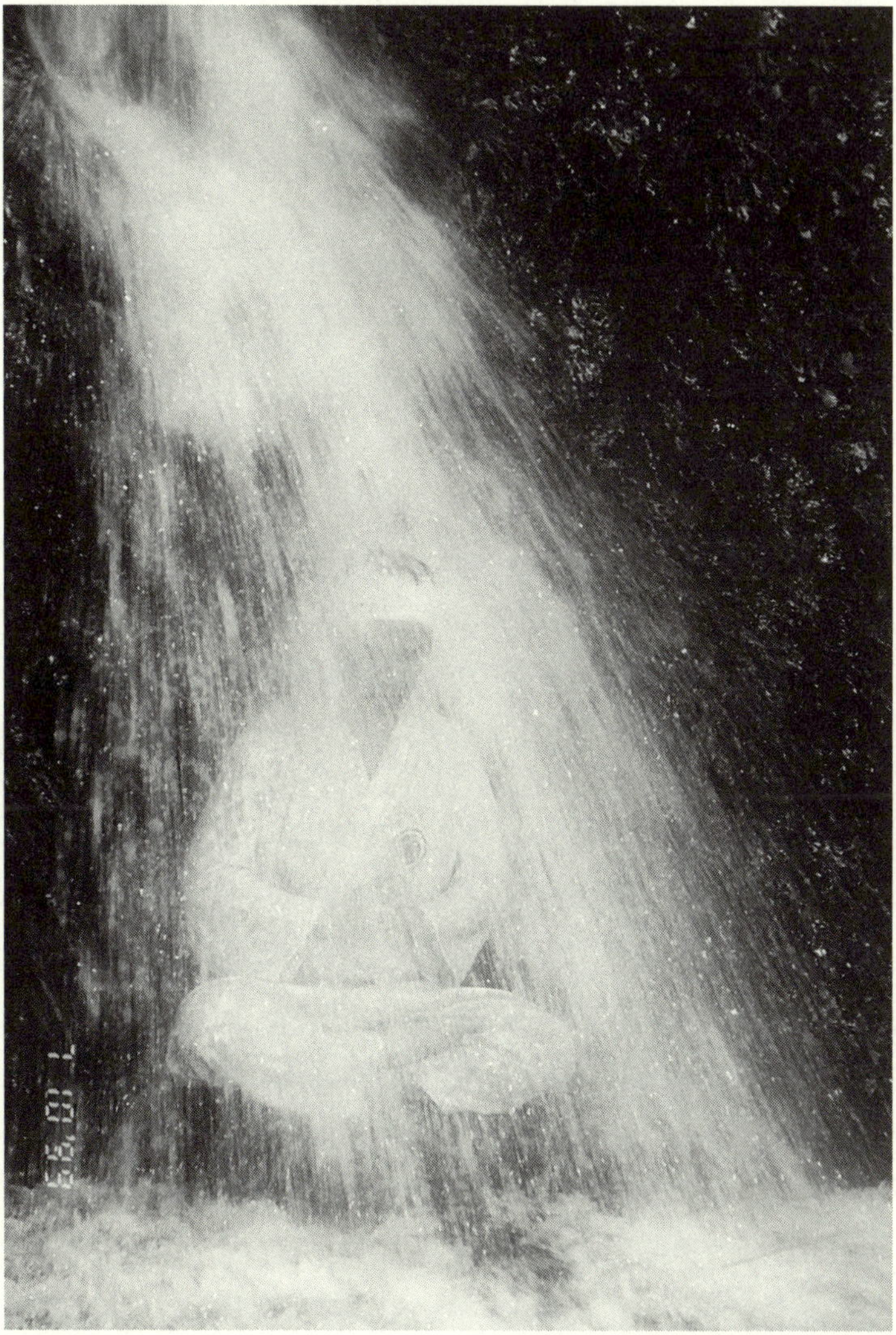

高尾山琵琶滝・著者

ほんの数分間の短い時間ですが、その人の現在持っている心の強さ、弱さがみごとなまでに現れてしまいます。ですから到底自分を隠し通すことはできませんし、自分自身の小ささ、弱さを知り、見つめ直すよい機会でもあります。

険しい山道を登り滝が目に入ってきますと「水は、冷たそうだな……」「水の勢いも、強そうだな……」と、だれでも不安やためらいを覚えるものです。行衣に着替え、滝つぼに降りますと眼前に見る、はるか頭上より落ちてくる水の勢いは思っていたより激しく「押しつぶされてしまうのではないだろうか」と、足がすくみます。体にふりかかる水しぶきは氷のかけらのようで、体が一瞬にして萎縮してしまいます。それにも増してその滝の持つ霊力に負けてしまうのです。

まず、気を丹田（下腹）に導き落ち着かせるまでが大変です。他人が見ているからと無理したり、上気し、うわずったまま入っても水の霊気の勢いに呼吸ができず胸が苦しくなり、やはり押しもどされてしまいます。気を充実させ覚悟ができて滝に入った者にとっても、押しつぶそうとする水（霊気）の圧力に抗しつづけるにはかなり気力、胆力が必要とされます。

一度滝に入ったら、後は自分だけが頼りです。気力でやりぬくしかありません。しかし、不思議なものです。滝は私たちの体の奥深くで眠っていた気力みたいなものを、一気に目覚めさせてくれます。そして、体をつくっている各細胞のひとつひとつに活力（パワー）を与えてくれます。

人によっては覚醒された細胞の気のパワーと滝とが合一した時に、冷たかった滝の水が温水シャワーを浴びているように気持ち良く感じられ、いつまでも入っていたい思いになります。

それは滝の勢いに完全に打ち勝ち、滝の激しい気の流れと自分の気がひとつになって、一気に気のレベルが高まったからです。

そこまで達しなくとも、滝行をやりぬいた人はだれもがその後、小なりとも気の活力が体のすみずみまで高まるのを感得できます。人はこの時、活力（パワー）の源は決して栄養や睡眠だけではなく、もっと根源的なものがあることを知ります。

滝行を重ねるごとに気が丹田にすわってきます。日常生活の中で何事にも覚悟のようなものができ、小さなことでいちいち目くじらをたてたり、ビクビクしたりなどせず、大きな視点で物事を受け止めることができるようになります。

初め滝行に馴じめなかった人も、回数を重ねることによって自然と気構えができてきます。

滝ならどこでもいいという訳ではありません。山奥深い滝を選んで滝行を行なうのには訳があります。山に入るとヒンヤリしたすがすがしい空気にだれもが気持ちが洗われるものです。明日からの生きる力が湧くからとか、都会の生活に疲れた時になど山に登る人もいます。気分転換にくわえ、樹木の出す微量の成分が体力を回復させ充実させてくれるからです。

でも、それだけでは決してありません。樹木も根から水を吸いあげ、太陽エネルギーをもらって葉で養分を作り出しています（光合成作用といいます）。それゆえ根は水分を多く含んだ土壌の方へむかって伸びますし、幹は陽の方向めざして上へ上へと伸びます。葉は、できるだけ陽を受けようと、陽の方向に葉を広げます。樹木も意志をもっています。生命活動から発する気を漂わせているのです。だから、深い森には樹木が発する気が充満しています。充満する樹木の気に、私たちの疲れてしぼみかかっている気が感応し、元気を取りもどす訳です。

生命は水の中で誕生したといわれています。人間の体は約六十五％が水分です。樹木はそれ以上に水を含んでいて、水が不足すると樹木は枯れますし、人間も水なしでは二～三日生きるのがやっとですが、水だけあれば五十～六十日は生きられます。ですから水は生命の源なのです。谷川を流れる清涼な水は山の諸々の生命が発する気を吸収しながら流れ落ちてきます。山では水も生きています。

滝を前にして体が押し返されてしまうのは、その滝のある場の気と水に含まれる激しい気の流れのせいでもあります。

水が含む気は厚いベールのように水を覆いエネルギーの流れとなって頭上から落ちてきます。滝に入ろうとする人の気が弱いと、強い気の流れにほんろうされてしまうのを恐れて体が動かなくなるのです。それゆえ自分の持つ気のレベルを高め、練り直せば押し返されずに滝の中に入っていけるものです。

この時「滝の強い気」「激しいエネルギーの流れ」が私たちの体の奥深くに潜む気に感応し、一気にその気を目覚めさせてくれるのです。細胞のひとつひとつに活力を与え、よみがえらせ生命の起爆剤となるのです。そこに滝行の魅力があります。

第5章　自然波動法の効果を高める

1　みそぎはらい道の入門

人世経綸の根本は禊祓道に在り現代は世界至るところ、各方面にわたって行き詰まり、国難、世難、道難の総襲撃である。これは従来の宗教、信仰、教育、政治、経済、法律、倫理、道徳、科学、芸術、国際、外交等の総合的積弊の決算に外ならない。

今後なお我国古来の禊祓道を無視しておくならば、如何様に世界各国が東西古今の智能を集め、天下の人材を網羅し尽くてその経綸を立てかえても、それこそ朝三暮四の猿仕事であって、人生の苦患はいよいよ益々重加するばかりであることを断言して憚らない。何となれば、人生苦悪の根本原因は、人身の汚毒、肉体の糜爛《びらん》、神人の隔離にあるからである。

だから、禊祓によって人身を浄化し、禊祓によって人神を一体にするならば、人間生活は立ち所に天真に復し、人類社会は自ら公明となり、浄土も天国も同時に現前し、修羅場も地獄も直下に天照界となり、人生は天壌無窮に安心立命の神境に化するであろう。

●禊祓、祓禊は顕幽一体の神化運動

人類万有は皆誰でも、天つ罪、国つ罪を全身に抱蔵している。天つ罪とは先天的、無意識的な罪業で、吾知らず持って生まれ、造っている罪悪や他からの怨恨である。国つ罪とは後天的、意識的の罪業で、我々が生活活動をする間に、善事には悪敵の憎悪気が憑りつき、悪事には善敵の憎心が触れかかるものである。かくの如く、我等の身に絶えず触れかかり、憑りつくところの天つ罪と国つ罪とを、積るままに放任しておいては、如何ほど宗教や、信仰や、祈禱や、加持や、苦行や、医薬に頼ったからといって、人身の清浄を回復できるものでなく、また人格の健全を保護することもできない。従って、人々の運命は一生涯ひらくものではない。これ、ミソギハラヒの神儀によって、崇き尊き、清き明き神の稜威をその身に蒙りつつ、各自その霊肉一体を浄化し、身境同時に神化して、顕幽の神魔ともに救済し尽す必要のある所以である。

一身すでに然り、いわんや一家、国家、世界、天地、宇宙においてをや。これをことごとく浄化せねば、我のみ清浄安寧を全うすることは出来ない。故に、一身には一身のミソギハラヒを要すると同時に、一家、国家、世界、天地、宇宙のミソギハラヒの必要がある。

「1　みそぎはらい道の入門」の項・中村文山

2　ミソギハラヒの霊効

① 如何ほどの無神論者、無霊魂主義者と雖も、一回の実習によって妄見を脱することを得。
② 心身直ちに強健霊快となり、人生生活に大光明を観る。
③ 悪逆の賊徒、赤白主義の非国民も、一回の体験によって真実に転向す。
④ 従来の宗教に迷い、外来の信仰にくらんだ者も、直ちにその妄を開くことを得。
⑤ 人身観、家庭観、国家観、世界観、天地観、宇宙観に徹底す。
⑥ 人生観を確立して三世一貫、顕幽一体の大安心立命に立つ。
⑦ 天壌無窮の神国を経綸し、世界万邦を天照することを得。
⑧ 祖先先人を浄化し神化し、これと一体となって公行闊歩することを得。

「2　ミソギハラヒの霊効」の頃・平成六年九月一日（秋月号）みいづ第40号より引用

稜威《みいづ》会本部　〒177-0051　東京都練馬区関町北3〜49〜6
☏03-3920-3245　FAX03-3920-3938

3　神人《しんじん》、川面凡児禊行《かわづらぼんじみそぎぎょう》に気を学ぶ

川面凡児《かわづらぼんじ》先生は、真伝の禊行を復興された神人として名高く、その行法を伝える道場が東京練馬関町にある。名称を「稜威《みいづ》会本部」と称す。

禊行は、全身全霊を浄化し、調和、統一神化する秘事である。それは、宇宙根本大本体（神の分霊、分魂）を振るい興し、精神を引き締め、肉体、細胞組織を統一制御するところにある。

八年目の行の始まりは、千葉県白浜の海岸であり、五日間の禊行はすでに始まっている。一月の寒風すさぶ海面の色は、濃紺を呈していて、低く垂れこめた雲さえも飲み込もうとしているごとくである。今、行は、神床《かむどこ》の神事が済み、今まさに潜水に入ろうとしている。越中褌《ふんどし》一本となった身体は、寒風からの寒さを守ろうとして全身の毛穴を完全に閉じさせている。

「イエッ、イエッ」の気合を入れながら潜水に入る。海水の冷たさに表皮は、ビシビシと海水の気に感応し、息吹始め、そして、全身の表皮にまとわりついた無数の気泡が、海水の冷たさから瞬時にこの身を守る。海水の気は身体の深部へ向って、内へ内へと入って行き、細胞の一つ一つを覚醒し始めるのである。

猛烈なる振魂《ふるたま》（両手を組み、丹田の前で全身とともに振動する。このとき大祓戸大神の名を唱える）によって肉体は躍動し、自らの肉体細胞の一つ一つに活が入り、眠れる細胞が振魂の躍動と、言霊の波動をキャッチして息吹始める。肉体は海水に融合しつつあって、波のうねりが大局的に体を包容する。その心地よさが肉体と精神を鎮める。

潜水がすみ、海中より陸に上がった身体は、霊気にさらされて震え上がり、毛穴はさらに閉じる。その毛穴を鳥船《とりふね》（和船の櫓を漕ぐ動作）の気迫によって開き、徐々に毛穴は息吹を始めて、冷気は暖気と化す。すでに精神は高揚して興奮の極みに入る。

この時の肉体は塩分を欲していて、塩は甘味と化す。また細胞は塩分を吸収して即、息吹始める（羊水の中の胎児の成長過程もこのようなものかも知れない）。太陽が昇り始めてきた。日の出の光の波動は、微細なる光の波長となって、あたかも、今生まれたかの如くの勢いで、そのエネルギーをダイレクトに同人の肉体に心に照射してくる。「ありがたい、本当にありがたい」。これほどまでに太陽の運行を通して、宇宙の神秘なる動きと、その働きを感じたことがない。

日の出の波動は、万物を眠りの世界から覚醒させ、次々と息吹かせる。そうだ、無限のエネルギーはここにある。この空間にある。自然界の一つ一つが我々人間に対し、この心を調和させようと、無言の問いを投げかけている。空の青さも、雲の白さも、風の音も、土の匂いも、花の色も、木も水も、その気の波動を生体エネルギーとして、宇宙意識体（無償の

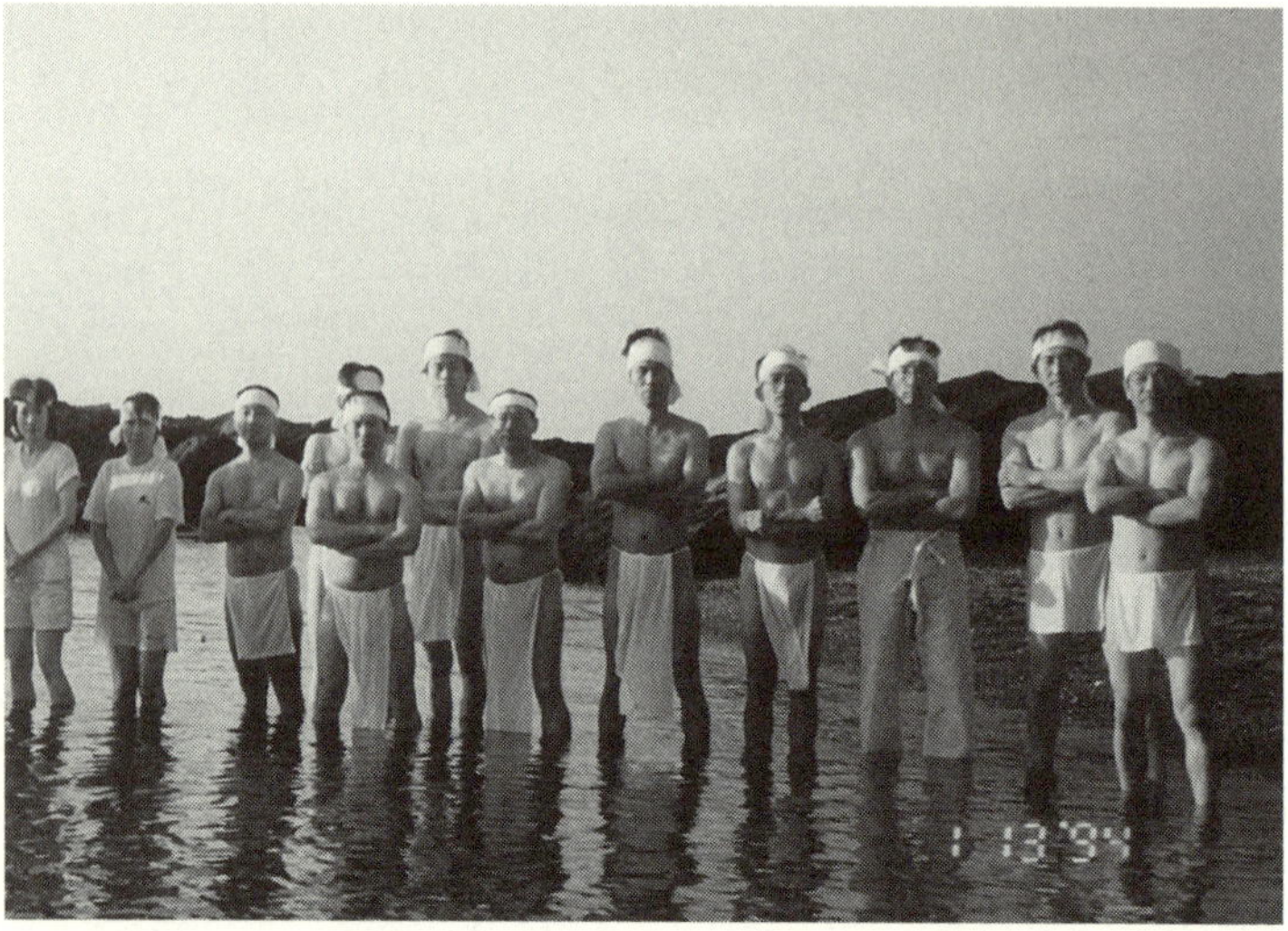

禊行・城ヶ島にて

愛）の素として、我々の五感を通して送り続けている。これほどまでにも、自然界の一つ一つの物が、我々人間に密接に関与しているものだと感じさせられたことはない。

海中にあっては、振魂の激しい運動によって肉体細胞と精神は覚醒させられて、新たなる息吹を体験し、昨日よりもさらに洗練され、鎮まるのである。海中から出た身体は、冷気を浴びて皮膚感覚を失い、あたかも機能的行動を放棄したかのようである。その冷気を打ち払い、全身に熱エネルギーを発熱させようとやっきになって全身の細胞は震えだす。全身が震えて震えて止まらない。これに打ち勝つ如くの気合を入れるが止まらないのである。

着替えをすませて海から道場へと向かう。向かう道は、「エッサ、エッサ」の掛け声を掛けながら、駆け足で戻る。内なる気を振い立たせながら走る。しかし、足の指先の感覚

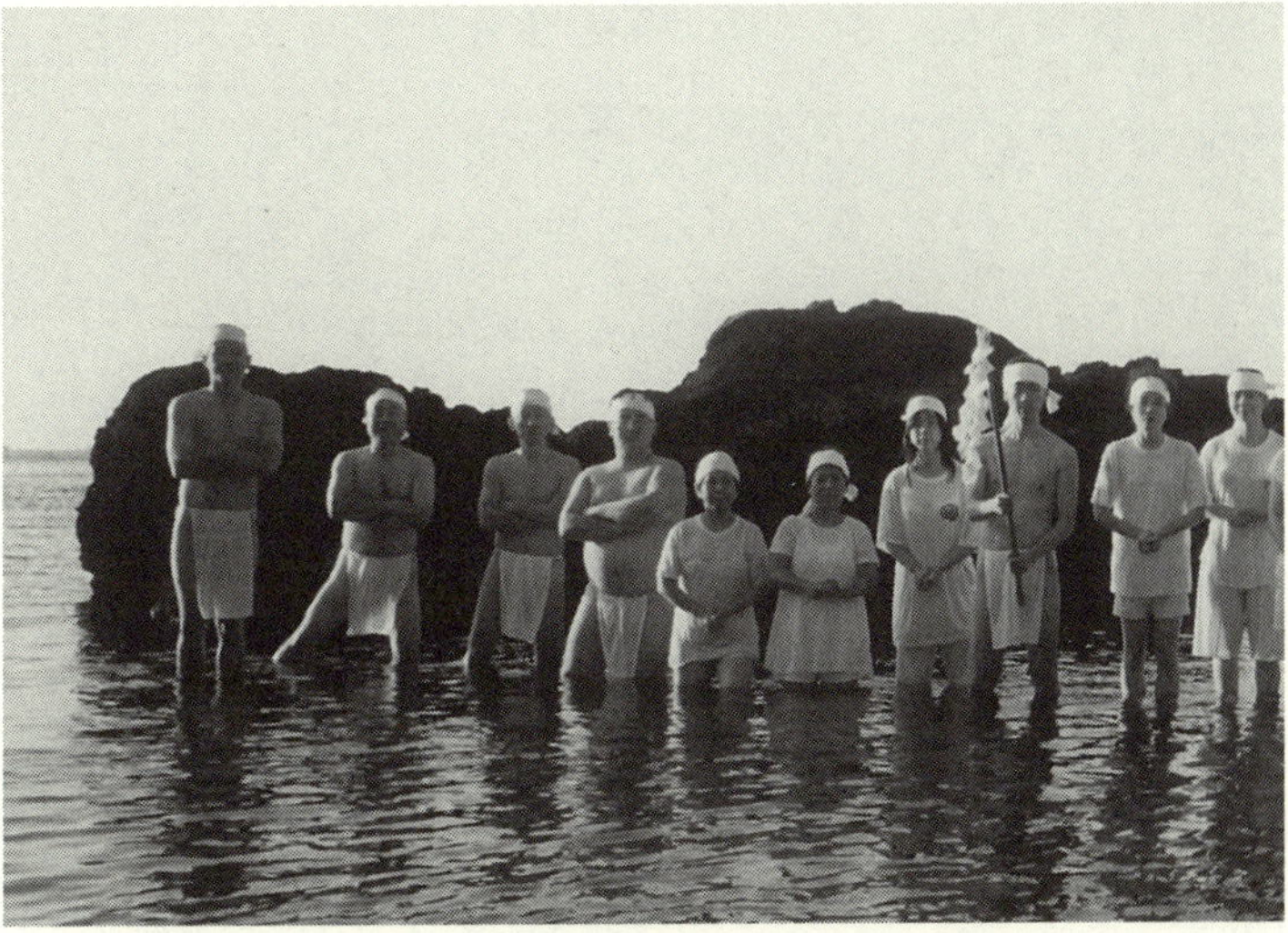

はまだ戻らず、踵《かかと》だけで地を蹴って進んでいる。が、全身はやりとげた安堵感の気に包まれている。

道場に着いたが、冷え切った皮膚細胞は、まだ自分を取り戻していない。その皮膚細胞は、温湯を一切受け付けない。冷え切った手足を温めようと、温湯にでも浸けようものなら一瞬の内にその細胞は、針をさされたようにその行為を拒み、そして、恨みと化す。それは、求めていない細胞の心に針を刺したからに他ならない。束の間の休息をとり、拝神《はいしん》に移る。同人が発生する言霊の力強さは、壁をも貫き、屋根をも貫く勢いである。その様を、第三者として見ているとしたならば、きっと、壁も屋根も取り去られているごとくに見えるであろう。それ程までの気迫ある発声であり、躍動的なのである。

体内からほとばしる同人の気迫のある声は、

不安の怒涛の波にも打ち勝ち、言霊の霊力は、小宇宙（ミクロ）から大宇宙（マクロ）に、そして、大宇宙（マクロ）から小宇宙（ミクロ）にと返る。身体の全細胞は活動し始めて、血肉と精神は湧き躍り、躍動するのである。その様は、誰をも寄せ付けぬ気迫で漲り、人間を個々に大宇宙に調和同化させて成長させる。

大宇宙の気の波動は、一人で受ける気の波動の大きさよりも、参加者同志が一団となって受ける気の波動の方が、数千億倍に大きいものである。また、自然界の気の波動は、他動的に受けた力よりも、自らが発した気（善なる気）の力の大きさによって比例する。邪気を発すれば、即、邪気が返る。「善なる波動を吐けば、善は善にこだましして我に返る」。山彦にも似た人間界の法則なのである。我の気と自然界の気が調和融合した時、その力は倍加して我に知力と気力を与える。しかし、気は厄介なものである。「気（心）は一秒たりとも留まってはいない。気は流れ、流れ、ややもすると我より出でて浮遊（一人歩き）してしまう。さらなる欲を求めて」

行が進むにつれ魂は、肉体の躍動と相反して鎮まりかけてくる。鎮まりかけてくると、内なる気は静静として、力強くもやさしい気の波動となって全身細胞に流れ出す。その波動は、光となって参加者同志が分かるほどに高まってくるのである。その時に初めて、一人ではなかった。一人では生きて行けない。神気を受け森羅万象（マクロ）の中に人間（ミクロ）として生き、生かされていることを知るのである。

「生存の法則は、自分がいかに自然界に同調、調和し、同化していくかである。そのためには、内なる気（霊性、霊格）を高め、口より鼻より毛穴より善なる気を放出して、自然界の気（宇宙の心）と同調、調和、同化し、大自然の呼吸と共に呼吸《いき》することを知ることである」

最終日に至っては、参加者同志のほとばしる気の波動は、否応にもクライマックスに達する。参加者の全ての言語と行動は、その場の気に同調同化して魂の光となり、音となって、宇宙波動（宇宙の心）の中に溶解していく。気は気を引いて誰にも止めることはできない。そうなると、行き交う人も、家も、木も、花も、視界に入る全ての物が懐かしくもあり、恋しくもあり、愛しくなってくるのであり、実に不思議な感覚なのである。そして、例えようのないこの波動が、情動を喚起して涙となって現れる。素晴しい涙の顕現であり、情動の賦活なのである。人間として生まれて、一度は流さなくてはならない本質の涙なのである。

禊行終了後の身体の状態は、純粋なる気の波動を受けて、心が空白なのである。ただただ、心が空白なのである。悩むことはなく、捕われることもなく、焦ることもなく自然体なのである。

内なる気は丹田に集約し、集約した気は今度は丹田から光となって、外へ外へと場の広がりとなって広がっていく。自らの身体と心は個のものではなく、マクロ（大宇宙）の中に、ミクロ（小宇宙）として同調同化して溶け込んで流れているのである。

この肉体と意識は、この自然界にある。自然なのである。まったく個としての気の流れは、何一つとして自然に逆らう術《すべ》を持たない。全てがこの空間の光の中にある。自然そのものが気（生体エネルギー）の根源である。気はここにある。今、この瞬間にも息吹いている。

そして、私はこの五日間の禊行によって、癒す気が満ちあふれんばかりの感覚を認識する。その気の本質は、自らを癒す気であり、他人を癒す慈愛の気であることを感得したのである。

4　気を高めるための具体例

●波動瞑想法

波動を発現するにあたり、瞑想法は欠くことのできないものであります。瞑想により、自分を見つめ直し、自分の小ささを知り、宇宙の偉大さを感知します。そして、その中に自分を置くことにより、改めて自分自身が宇宙の一部であることを知るでしょう。また波動瞑想法は、波動を送波するときの基本となる呼吸法なので、良き指導者の下で指導を受けることをおすすめします。

心理学事典によれば、禅は、心身を調整して安定をもたらし、ストレスを解放して心身のホメオスターシス（自分の体を健康な状態に保とうとする作用）をもたらし、自然治癒力を開発します。また禅では、心身の統一と解放のバランスが得られ、無心すなわち自己一致（純粋性）が得られ、積極的な意欲が出てきます。さらに心理的な自由が得られ、自己洞察力、創造性や諸能力を開発します。

この意味で、禅の調身、調息、調心の方法を精神療法やカウンセリングに併用すると、これを促進することができ、これらを禅療法または禅カウンセリングということができるのです。

私の提唱する瞑想法は、治療家も治療を受ける方も、それ以外の人にもおすすめする瞑想法です。

人間の身体は、心と肉体が同居しているので、対症療法のみに走ってはいけません。つまりは痛みの出ている部位のみに捕われてはいけないのです。痛みのみを取り去ったとしても、それは、根治したとはいい切れないのです。

ある人がある病に罹ったということは、必ずその原因となる意志つまりは心、意識がその人に必ず働いたはずであり、またそこには意志とともに、宇宙万有の素の病となる波調の合った波動がその人に流れたはずなのです。それらを取り除かない限りは、根本から治癒したとはいえません。この瞑想法の素晴しさは、病気を作る原因となる脳下垂体と松果腺を活性化することができるのです。

脳下垂体を強め、松果腺を活発にすることにより、精神は安定し、ホルモンの分泌が活発になり自然治癒力はもちろんのこと、治療家が患者さんに与えるエネルギーの蓄積となるのです。

禅と異なる点は瞑想中、決して無を求めないということでしょう。脳下垂体及び松果腺を強く働かせるためには、吸い込む時に頭頂中枢より、宇宙万有の素を丹田に取り入れることです。吐く時には絶対に我欲を出さず、強い意志を持って、自分も宇宙の一人であるということをさらに意識して、宇宙が健康でありますようにと想念波動を眉間中枢より出すのです。

ある人が瞑想を単独でやっていて、動物などの鳴き声が聞こえたという話をよく耳にしますが、それはみな、我欲に走ったために起きたのであり、決してエゴに走ってはいけません。

この瞑想法は、正しい指導者の下に行わないで最初から単独でやるのは非常に危険です。なぜならば、大宇宙の想念波の中には、悪念波が非常に多く浮遊しているからです。それらを導き入れてしまった場合には、悪念波の虜《とりこ》になり、悪しき心が強くなって我欲のみに走る人間になってしまうことがあり、中には動物以下の行動を取る人間になってしまう可能性が十分にあるからです。無防備の状態を作らないようにして瞑想を実施することが大切なのです。

その悪念波を取り入れないためには、自分のみの欲は捨て、宇宙が健康でありますようにの想念波動を送ることが肝要でありますし、この波動瞑想法が波動を送波する基本となります。

瞑想を試みる人の中には、各チャクラを開くために始める人がいますが、この波動瞑想法はそのような目的は持ちません。あくまでも人間の根源たる健康を取り戻すための、脳下垂体および松果腺の活性化に主体を置いています。

① 息を吐く時には、宇宙が健康でありますようにと大局的な立場に立って眉間より、善

想念を出します。それによって心の浄化が得られ悪念波は入りません。

② 息を丹田に吸い込む（頭頂中枢より宇宙万有の素のエネルギーが入ってきているイメージを持つ）。

●瞑想の場所と状態

① 静かな所
② 空気が清浄な所
③ 照明は明るくなく、ほどほどの明るさがあればよい
④ 腹のちょっと空いている状態が良い（満腹では眠くなってしまう）
⑤ 日の出前が最適である（空気も清浄、外音も少ない）
⑥ 冷、暖房は室内空気が汚れるため、使用しないこと
⑦ 水行の後は精神的、肉体的に静となるため効果は大
⑧ 始めと終わりには合掌を忘れぬこと。合掌することにより心身が調和され気が落ちつく

●立禅

瞑想に加えて、立禅も自然波動を学ぶ上において、欠かすことのできないものの一つです。この型は太極拳、気功法などで使われている型でありますが、呼吸法はもちろんのこと、

気の波動を貯え、気の波動を感ずる上で重要な訓練の一つです。

この型と呼吸法は、良き指導者の指導を受けることがよろしいと思います。

最終目標としては、自然な動きが出てきて順次、次の動作に移行することができるようになることが望ましく、気の波動を感じながら力はまったくどこにも入れないのがコツです。

波動を送波する時にも、送波しているという意識を捨てすべての筋肉が弛緩した状態が、より高い波動を送ることができるのです。

●三日断食

今や日本も飽食の時代に入り、外食産業が著しい伸びをみせています。戦後の長く苦しい飢えとの戦いは、嘘のように消え去り、文明の発展とともに食糧が豊富にとれるようになりました。

しかしその反面、数多くの問題を抱えることになったのも事実であります。自分の好きなものしか摂食しないために起こる栄養失調、肥満児の増加、若年性糖尿病など数え上げれば切りがないほどです。また、人間社会の精神分野にも、少なからぬ悪影響を及ぼしていることは否めません。

敗戦後の日本は、食う物にも事欠く時代であり、凄まじいほどの飢えとの戦いを余儀なくされました。しかしその反面には、隣人愛、社会愛が大きく花咲いており、日本人本来の情が脈々と流れ、社会を形成していたのです。

ところが、現代社会はどうでしょう。お金を出せばすべてが手に入る世の中になってしまって、本来持たなくてはならぬところの、心の食を食べ忘れてしまっています。そこには隣人愛もなく、ややもすると社会愛さえも。自分だけ良ければというエゴのみに走ってしまっています。そのつけは必ず自らの体に、また社会にも回ってきます。

ここに取り上げる断食は社会的背景はさておき、医療的観点から、自然波動法を学ぼうとするみなさんに、私が断食を行う内容とその効果を述べることにします。

断食に入るのは、自然に断食に入って行きたくなった時に入ることが望ましいです。初めて行う人は何月何日から行おうと決めて入るしかありません。

酒、タバコをやる人は二、三日前から禁ずること。食もまた、二、三日前から半分にすることがよいです。

仕事をしながらの断食なので、三日断食が一番良いと思われますが、まったく食を断つことをしないで、低カロリー食に置き換える考えで実施することです。

▼断食一日目

・バナナ　一本　・リンゴ　一個　・水　コップ三〜四杯（夏は多く摂る。水は自然水がよい）

〈自覚症状〉

① 脱力感および倦怠感が強くでる。

② 非常にねむい（人によっては逆に覚醒する）。
③ 精神的にいらいらしてきて、わずらわしさから逃避したくなる。
④ 電気の明るさが異常なほど、明るく感じる。
⑤ 人の顔、動作が異常なくらい気になる。
⑥ 五感が少しずつ敏感になってくる。

▼断食二日目

・リンゴ　一個　・水　三～四杯

〈自覚症状〉

① 午前十一時頃、瞑想により宇宙万有の素を取り入れてから脱力感、倦怠感がなくなり通常の状態となる。仕事も何なくこなせ、精神的にもいらだちがなくなる。
② この時点からさらに五感が鋭くなる。中でも嗅覚と聴覚は異常なほど敏感となる。
③「気」が充実してすこぶるすがすがしい。

※宇宙万有の素（前著「心身を癒す自然波動法」P77・参照）

▼断食三日目

・リンゴ　一個　・水　二～三杯

〈自覚症状〉

①　体重二キロ減。

②　夜はぐっすり眠れる。

③　空腹感はなく、気力、体力とも充実して仕事はなんの支障もなくこなせる。

④　波動の送波が、より以上に強まっていることを実感する。

▼復食一日目

三日断食が終了したならば、復食に移るのですが、復食が一番危険を伴うために注意を要します。三日間の断食でさえも胃と腸の働きは、ちょうど赤ちゃんの離乳食時に戻っていますので慎重に、そして焦らずに行います。断食終了と同時に、断食中に心に描いていた食物を通常、食しているように摂取してはいけないということです。

・おかゆ（玉子入り）　適宜　・バナナ　一本　・リンゴ　一個

▼復食二日目

・おかゆ（玉子入り）　適宜　・豆腐　半丁　・リンゴ　一個

・水　適宜

▼復食三日目

徐々に普通食に戻していく。通常食に戻っていいのであるが、まだ焦らずに食することです。腹は八分目を忘れずに。

▼三日断食の効用

① 五感、六感が鋭くなる。
② 気の波動をより以上に感じるようになる。
③ 波動を送波するにあたり今まで以上に送波の実感が分かる。
④ 特に味覚が鋭くなり、何を食べてもおいしい。
⑤ 筋肉が弛緩し、顔が穏やかになる。
⑥ 根気が出てくる。
⑦ 副交感神経が亢進する。
⑧ 相手から受ける想念波が、善なるものか悪なるものかが区別がつくようになる。
⑨ 自然の素晴しさが実感できる。
⑩ いかに自分が飽食しているかが実感できる。
⑪ 生かされている自分に気づかされる。

5　自然波動法を学んで（終了所感）

●人の生き方、在り方を学ぶ――丘　誠一・横浜本校第43期生

私が「自然波動法」と出合って八年が経ちます。当時の私は「波動」という言葉も知りませんでしたし、分かりやすく「気功のようなもの」といわれても、見えないものをあまり信じない私にとって「波動」は別世界のものでした。ですから最初の一年半は整体の勉強会のみに参加していました。

そんな私が「自然波動法」を学ぼうと思ったのは、整体の勉強で人の体を知れば知るほど心と体の因果関係や「心＝気持ち＝気＝波動」というつながりが、なんとなく分かりかけてきたからです。

またいずれ開業するにあたっても「整体だけで治療する所はたくさんあるし、あらゆる人に対応するには、整体だけではいつか行き詰まるだろう。何か人とは違ったものを身につけなくては」という思いもありました。

しかし実際に波動の勉強会に参加したものの前述の通り「見えないものは信じない」という私でしたから、最初の頃は勉強会に参加しても「波動＝気」をまったく感じることができ

ませんでしたし、気を感じとっている他の生徒さんを見ても「何かやらせっぽいなあ」と思っていました。

しかし勉強会に参加していくうちに波動を感じて全身が動いたり、手が肩より上がって天に引っ張られるようになったり、自然と方位が分かったり、波動の入った物を誰が持っているか手が勝手に指したりと不思議な体験を幾つもしました。

これまで整体での治療をしてきたものの、波動での治療には自信のなかった私ですが、最近何人かの患者さんに波動を送波したところ、お腹が波打ちはじめたり、手を万歳でもするように高く上げたり、また腰の痛みを訴えていた患者さんは、まるで水泳でもしているように腰や足を動かしたりと、まったく波動の勉強などしていない人達が波動を感じ取って動く姿を目の当たりにしたり、治療が終わった後に「とても気持ちが良かった。痛みが和らいだ」などといっていただくと「自然波動法を学んで本当に良かった」とつくづく実感すると同時に今後、治療をしていく上での大きな自信を持つことができました。

「波動や気」は「疑いの観念」さえ捨てれば誰にでも感じることができ、誰にでも備わっているものだということを、ぜひ体験していただきたいと思います。

そして一番大切なことは「波動の力＝波動のレベル」はその人の「心＝気持ち」によって常に左右されるということです。「自分にはすごい力が備わっている」などと天狗になったり「自分の波動は他人よりすごい」などと自信過剰になればすぐに「波動の力＝波動のレベル」は下がってしまうでしょう。

ですから常日頃、「自分を向上させ、心の平静を保ち、人に愛を持って接する」努力を続けないと、せっかく学んだこの自然波動法は活かされないと思います。そして自然波動法を学ぶ上でこれでもう十分ということもないと思います。

小室先生が我々に教えて下さっている自然波動法の本質は、波動の理論や波動の感じ方、送り方などといった表面上の知識や形など決してむずかしいものではなく、もっと単純に「人として人の生きるべき当たり前のことや、人としての心の在り方」なのだと思います。

●長年のインシュリン服薬からも開放され、心は穏やかに——八窪勝男・横浜本校第48期生

私が永年働いてきた会社を辞めたのは、九七年十二月のことでした。働いていた工場が閉鎖されることになり、希望退職したのです。私は少林寺拳法をしており、そこで整体を習い、ボランティアで腰痛や肩こり、腱鞘炎などの治療を行なったことがありました。ですから、退職後は整体でもやろうと思っていたのです。

小室先生に会ったのは、専門学校への入学を断念し、職探しをしていたときでした。妻の知り合いの紹介で自然波動法学院の整体の見学することになったのですが、このとき私の頭にはわずかな不安がありました。

「小室先生とはどんな方なんだろう。どんな人たちが学院に通っているんだろう。授業ではどんなことをするのだろう」

と。しかし、妻と次男を伴って学院のドアを開けたとき、その不安は吹き飛びました。言

葉では言えない安心感が、身体を包むような気がしたのです。

先生は、まず私たちにこう言いました。

「最近、どのようなことがあったのか話してください」

私は、失業中であること、工場閉鎖に関して組合の対応が悪いこと、整体を勉強し整体師として生計を立てる意志を固めていることを話しました。妻は私の退職と三人の子どもたちの話を、次男自身は中学のバレーボールクラブ内がギクシャクしていることを話しました。先生は私たち家族のひとり一人にコメントを与えてくれました。

その後、私たちは生徒さんに整体を行なってもらいました。見学を終えて外に出たときには身体が温かい感じがし、疲れも取れていたことを、妻と話し合ったのを覚えています。

家に着いたとき、ふと、実技の前の話は、実は授業のひとつではなかったのかと思いました。それで波動が気になり、今度は波動の授業を見学することになったのです。生徒さんに波動を送ってもらうと、最初は何も感じなかったのに、そのうち手の指先に何かを感じ、少しずつ動き出しました。次は腕が動き、そして身体全体が動き出しました。その動きは、普段の身体の動きとは違うものです。なぜ身体が動くのだろうと思っていると、今度は涙が溢れ出て、声を出して泣き出してしまいました。先生が、

「今まで泣けなかったんだね。思い切り泣きなさい。後で楽になる」

と声をかけてくれると、今まで以上に涙が出、大声をあげました。この状態がどのくらいの長さだったのか……。私は放心状態で学院を離れました。

心の変化に気づいたのは、翌朝のことでした。今まで、みぞおちのあたりにあった卵をひとまわり大きくしたような何かが消えていたのです。また、工場の組合に対しての恨みと、会社に残った同僚たちへの羨ましさなどもなくなっていました。

そのことを話し、波動法も勉強したいと言うと、妻は喜んで賛成してくれ、いよいよ学院に入学することになったのです。

九八年三月二一日から、月四回の通学が始まりました。

すぐに私は、人の話を聞くことの大切さを感じるようになりました。それまで、人の話を聞くことをしてこなかったような気がします。人と対話することで、その人が苦しみや苦痛を持っていることを知ることができるのです。自然波動法を勉強し、多くの人の心身を癒したい、そう思うと、多くのことを勉強しなければなりませんでした。

波動法の授業を受けていた間、いろいろなことを体験しました。自己波動法で掌を合わせて前後に振っていると、肩の力が抜けて掌が離れていき、腕が勢い良く動き出したのです。経験を重ねるうちに、この動作をいつまでも続けることができるようになります。

また、仰向けで自己波動を行うと、身体全体が自分の意思に反して動き出します。波動法を知らない人が見たら、自分で動かしていると思うことでしょう。しかし、この動きを収めると、身体が軽くなり、何とも言いようのない心地良さが残るのです。

部屋の中で波動瞑想をしているときは、自分が広い広い宇宙空間にいて、数え切れないほどの輝く星に包まれているという体験をしました。長い間、宇宙にいたような気がしましたが、実は数分のできごとでした。

授業では、他にもたくさんのことを体験しました。学院にいるとき、私はどちらがどの方角なのかまったくわからなかったのですが、先生の指導で自分自身に「北はどちらか?」と問いかけると、ゆっくりと腕が上がり、ある方向を指したのです。磁石を当ててみるとそれが北でした。

また、電池の波動を感じ取るという体験もしました。八人のグループで円を作り、私はその真ん中に立って「誰が電池を持っているか?」と自分に問いかけたのです。すると腕が上がって指先がひとりの片手を差しました。手の中には本当に電池が入っていました。

波動は何かと問われると、今でも「これ」と答えることはできません。しかし、どこかに送信機、発信器をつけているのではないかと思えるぐらい、身体は明確に反応するのです。

在学中、こんな経験もありました。あるときから、妻の左足がとても気になり始めたのです。しかし、時間がたつにつれてだんだん気にならなくなりました。そんなある日、彼女がバドミントンの練習にでかけるとき、いつもの「いってらっしゃい」という言葉に代わって、

「左足に気をつけろ。準備体操はちゃんとやれよ」

と口をついて出たのです。妻がアキレス腱を切ったのはその日でした。

長男が自転車で自動車に当たったときも、彼の出がけに、

「自動車には気をつけろ。自転車は飛ばすなよ」

と言ったのを覚えています。結局、長男はケガひとつしなかったのですが、妻には

「何かが気になるなんて言わないで。あなたが言うとそのようになるから」とクギを刺されてしまいました（笑）。

私は在学中の二〇〇〇年三月に整体院を開院しました。自然波動法を主に、足圧療法、吸引療法、操体法で治療を行なっています。

開業したばかりのころ、患者さんに「自然波動法で治療してみますか」と聞いてみても、ほとんどの人は押しもみを望みました。私が開業したあたりはまだ田舎で、気や波動療法は知られていないのだと思い、気長に普及していこうと思いました。

自然波動法の話を聞いたという山梨の人から予約が入ったのは、それから三ヵ月後のことでした。その人は右顔面神経麻痺で、水を飲んでも口の右側から水がこぼれると訴えました。波動を送ると、右顔面が動き出しました。そのまま三〇分波動を送り続け、その三〇分後に動きは収まりました。その人は、医者には顔を動かすように言われていたのですが、一〇分ぐらいで疲れてしまうのだそうです。しかし、波動法なら疲れないと喜んでました。

その後六回の波動法を行い、口から飲物がこぼれることはなくなりました。自分で顔を動かしたいと思うと、動くようになった、とうれしい連絡もありました。

実は、学院に入学当時、私は糖尿病で通院し、インシュリンを服薬していました。ところが、入学から四ヵ月ぐらいたったとき、それまで二八〇前後だった血糖値が一五〇を上回ることがなくなっていたのです。今では食餌療法と波動瞑想法で数値を安定に保っています。

波動瞑想法に出合い、心も穏やかになりました。取越し苦労もなくなり、町内の行事にも進んで参加するようになって知人も増えました。以前は他人とのつき合いが嫌いだったのがウソのようです。同級生からは肌に張りが出て若返ったと言われるようになったほどです。

整体院では患者さんが他の患者さんを紹介してくれ、ロコミで波動療法が広まってきました。会社勤めのときは子どもたちとの会話はほとんどなかったのですが、今では朝夕食は必ず一緒に取るようになりました。今は、家族を愛せない者が他人を思いやることなどできないと思っています。

●皆さんお元気ですか――Adrana Hill・オーストラリア校第一期生

小室先生と学院の皆さん、皆さんのおかげで日本であんなに素晴しい経験ができたことを本当に嬉しく思っています。本当にありがとうございました。

特に小室先生にお会いできたこと、そして波動法を学んだことは私のこれまでの人生で最も大切なことでした。

オーストラリアで初めて波動のことを聞いた時は、少し信じられませんでしたが、興味がありましたので松本先生のオーストラリア校に行ってみました。学院での勉強は素晴しいものでした。教わること、経験することはとても楽しく、波動を自分で初めて本当に感じ、感動し、笑い、そして涙が出てきた日のことを今思い出しても信じられないほどです。その経験はとても書き表せるものではありませんが、その時から私の意識、心中に何かの変化が生まれてきたのを感じました。

そして、私は日本に行くことになり、多くの素晴しい人に会うことができました。なぜか分かりませんが、自分がそれ以前に会った人に感じたものをはるかに超えるような人の間の強いつながりを、日本で会うことのできた人の皆さんに感じました。

波動法は、私の生活や人生の形よりも、私の人生観、生きてゆくことに対する自分の考え方を大きく変えてくれました。

わたしは今でも、経済的には苦労があり、自分に合った仕事を探しています。しかし、そういうことは大きな問題ではありません。大切なのは、自分が自分の人生、あるいは命という大切な旅を歩んでいるということではないかと思います。

一年前の自分は、何をしても見ても幸せに感じることはありませんでした。しかし今は違います。とてもとても幸せに感じ、毎日を楽しく過ごしております。自然の美しさとあらゆる命に微笑、あるいは涙を流すようになりました。自分にはとても素晴しい人生が与えられていると思います。

私はただ自分の最善を尽くそうと思います。そうすれば私の人生は私が向かうべきところへおのずと導いていってくれるでしょう。

このように、波動のおかげで私は、自分自身をそのまま受け入れ温かく大切にみること、そして幸せに感じることを教えられました。

私がこれまでの人生で手にすることができた最も素晴しい贈り物です。

〝まず自分が健康になり、他人をも癒せる生涯の技と心を学びたい。
もっと新しい技術を増やしたい。燃え上がる情熱をこの学院で〟

自然波動法学院設立の目的

二十一世紀に入り、東洋医学は、ますます素晴しい進歩を続けています。現在、我が国では高齢化が急速な勢いで進んでおり、福祉と介護の問題なども山積しているのが現状です。また、科学が進み、物質があふれる中での生活に浸かり、その反動とも取れます、人としての倫理観が失われつつあるのも否めません。

特に、心を病んでおられる方たちが増えているのが今世紀の特徴といえます。これらのニーズに応えるべく、西洋医学、東洋医学を問わず、病める人のために献身できる治療家を育てあげることを目的として本学院は一九八九年に設立いたしました。

I　人類に貢献しうる人材育成——世界人類の健康のために尽くせる治療家を育成します。

II　円満なる人材育成——病める人のために、医術と仁愛を与えることのできる人間形成に努力します。

III　技術の提供——体験と経験に基づいて、実技を主体とした教育に努めます。

※入学ご希望の方は、学院までご連絡ください。案内書を送付いたします。FAX045-381-0523

自然波動法学院の授業風景

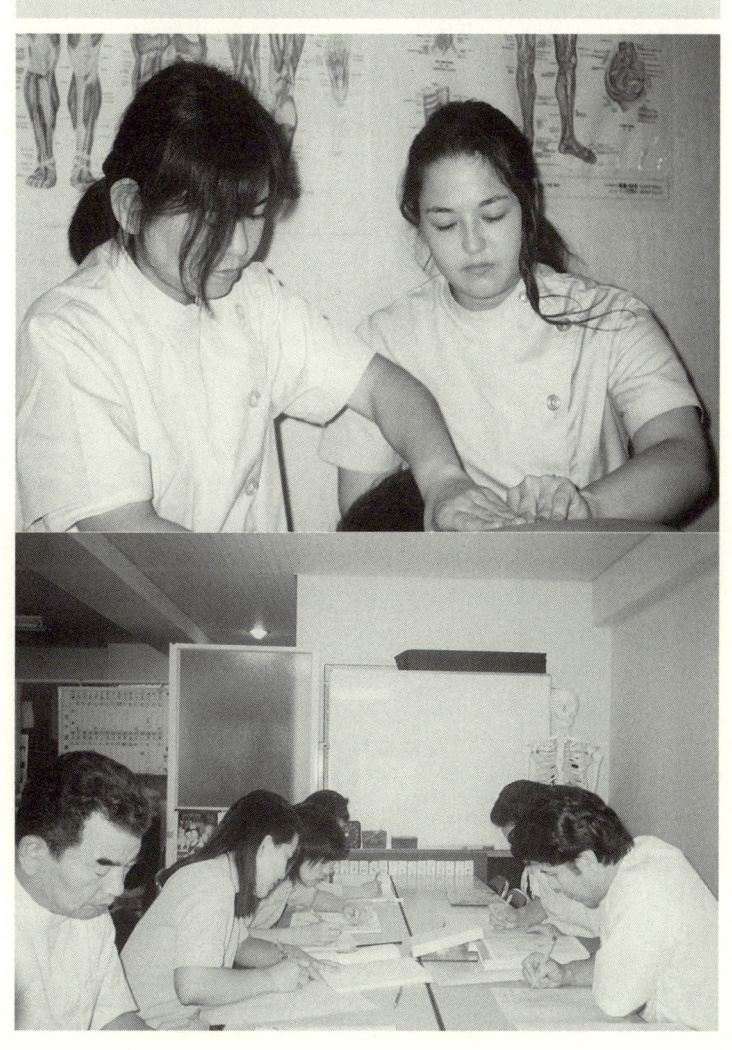

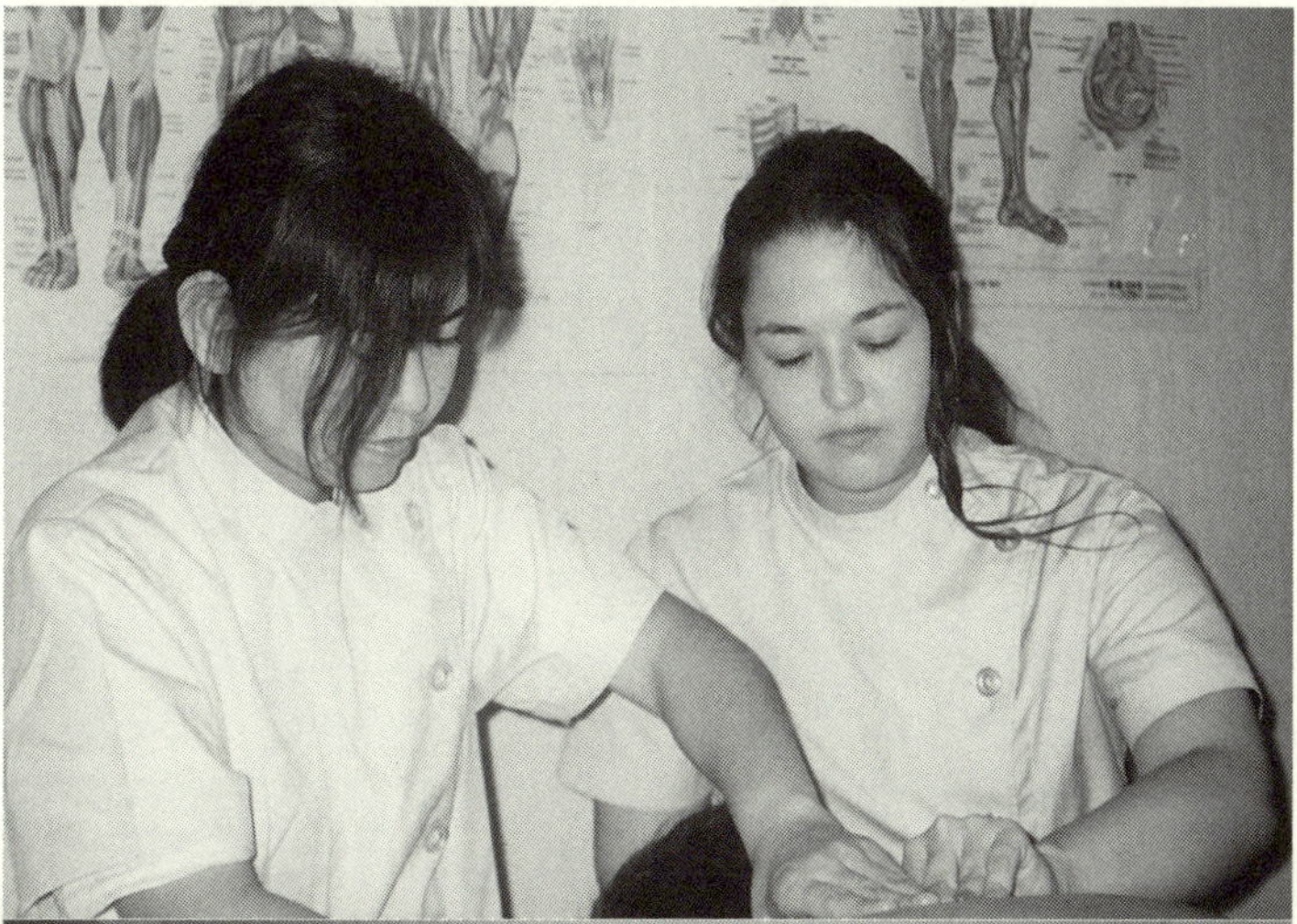

〝静の治療（自然波動）と動の治療（日本拳法）〟

動の治療に力を注ぐ

日本拳法を通して知り得ます礼儀作法、上下関係、痛み、練習終了後の爽快感など、子供たちは練習の中で体感、体験しています。

「自立心が出てきた」「集中力が出てきた」「学力が上がってきた」「積極性が出てきた」「我慢強くなってきた」など、父兄からの声が一段と高まってきております。

共に苦しみ合い、共に助け合い、共に喜び合う姿勢こそが大事であり、本当の意味での教科書であると思います。

誠心館道場問い合せ先
〒232－0052　神奈川県横浜市南区井土ヶ谷中町44～3
ライオンズマンションワイドリバー井土ヶ谷307
☏045－721－3312

誠心館道場の試合風景

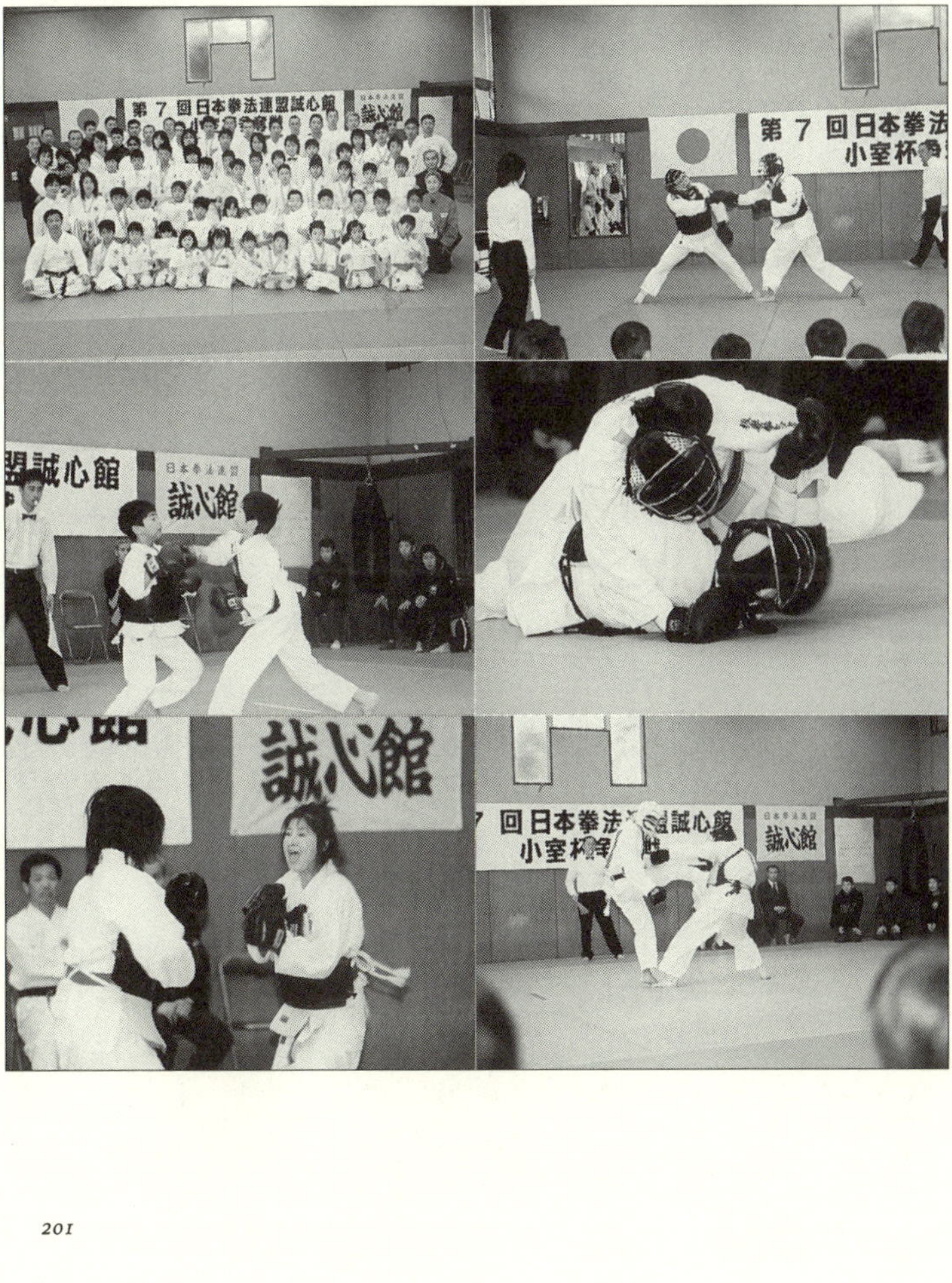

あとがき

最後までお読みいただきまして、ありがとうございます。

この世に生を受け、数え上げることのできない方々の恩恵によって存在している私です。拙著によって出逢い、そして、生涯の友となった人は多くおります。この本もまた、そのような出逢いを望んで、心も新たに出版いたしました。

心と肉体の不調和に苦しんでおられる方など、いろいろの理由があるかと思いますが、出逢いのタイミングこそが大切だと思っております。

自然波動法は、病める人のみを対象にしておりません。共に心の成長を望んでおられる方たちも多く本学院の門をくぐって来ております。心身の不調和でお病みの方は、どうかお近くの自然波動法関連の治療院にお出かけいただけますよう希望いたします。

本著書によって、一人でも多くの皆様との出逢いができ、さらに共生できれば幸いと思っております。

平成十七年五月

出逢いの尊さに感謝して　小室昭治

●本書は『心身を癒す自然波動法　増補改訂』『心身を癒す自然波動法　Ⅱ』を再編集し、大幅に新たな原稿を加えた「自然波動法」十七年の歴史の集大成です。

〈参考文献〉

『神智学大要』　A・E・パウエル編著　中里誠桔訳　たま出版

自然波動法・関連治療院

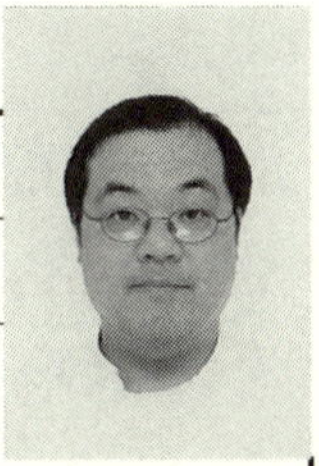

治療院名　テラフィあけぼの橋

治療師名　長沼良和

治療師経歴（資格取得年）

平成元年　あん摩・指圧・マッサージ師　取得
平成２年　はり師・きゅう師　取得
平成８年　自然波動法学院卒

主として扱う病気

頭痛・不眠・肩こり・腰痛・O脚・骨盤矯正・生理不順・乾燥肌
疳の虫・夜泣き・アトピー・体質改善（風邪を引きやすいなど）

治療法

あん摩、指圧療法・鍼、温灸療法
タッチセラピー・自然波動法

治療の特徴

人それぞれ違う感受性に合わせて、治療を行なっています。身体の訴えの声に耳を澄ませ、原因点と治療点を探っていきます。オーラ（気）に穴が開いている場合は温灸療法で補ったり、自然波動法で身体を調整します。子どもの治療には特に手ごたえを感じております。

診察日：月・火・水・木・金・土曜日
診療時間：10：00～21：00
予約制：有り
往診：有り
住所：〒162-0065
新宿区住吉町８－６
野村ビル１F

☎ 03(3341)1846	携帯
FAX 03(3341)1846	http://www.therapy-akebonobashi.com

mail royaltouch_jp@ybb.ne.jp

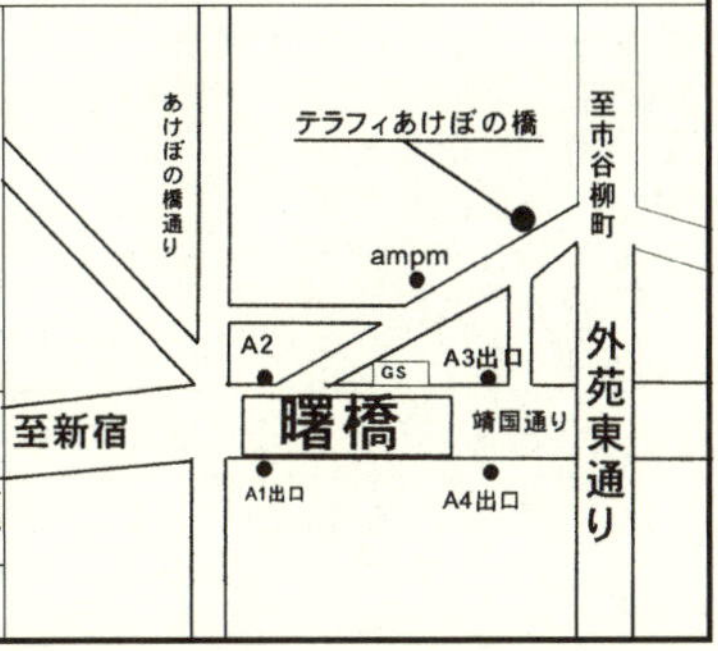

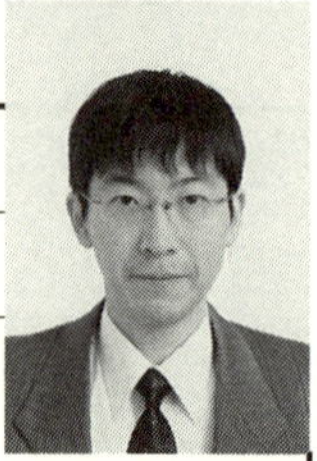

治療院名　自然波動氣療整体院

治療師名　伊東勝美

治療師経歴（資格取得年）

平成７年　氣功整体院開業
平成13年　自然波動法学院卒

主として扱う病気

頭痛・肩こり・腰痛・関節痛・生理痛・身体不調の改善全般

治療法

自然波動法、整体、ヒーリングなどを応用し、その方の身体に合った施術を行なっています。施術は完全手技療法で安全、無痛です。

治療の特徴

特にヒーリング療法は、意識の改革、イメージアップを図ることで脳に軽い刺激を与え、心と肉体の各部分に反応させるという健康増進作用に取り組んでいます。

診察日：月～日曜日　休診日：祝祭日
診療時間：10：00～20：00　時間応相談可
予約制：完全予約制
往診：完全出張治療
住所：〒244-0803
横浜市戸塚区平戸
1174－1

☎ 045(823)4705	携帯 090-9308-1466
FAX 045(823)4705	http
mail	

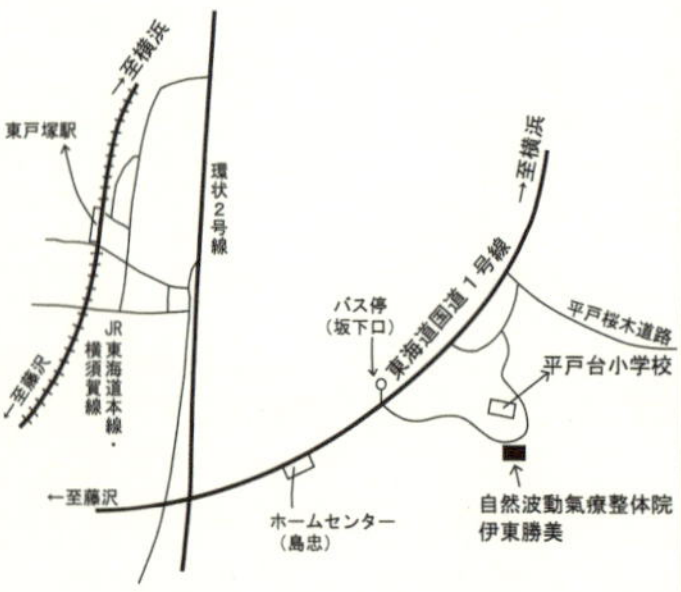

治療院名　自然波動　大森

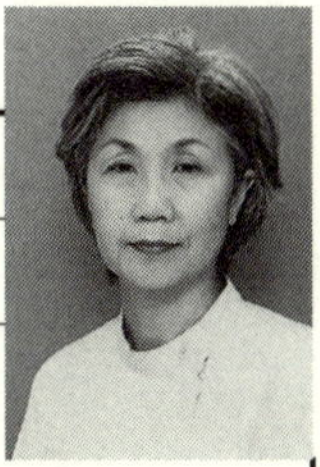

治療師名　大森君江

治療師経歴 （資格取得年）

自然波動法学院特修課程修了（自然波動法、整体）

主として扱う病気

腰痛・肩こり・心の病・その他

治療法

完全手技による施術

治療の特徴

自然波動を主体とした施術。その方の身になって癒しのカウンセリングを行なっています。

診察日：月～土曜日 休診日：日・祝祭日
診療時間：10：00～19：00
予約制：完全予約制
往診：完全出張治療
住所：〒221-0864
横浜市神奈川区菅田町
435―17

☎ 045(721)3312	携帯 080-5038-9964
FAX	
mail	

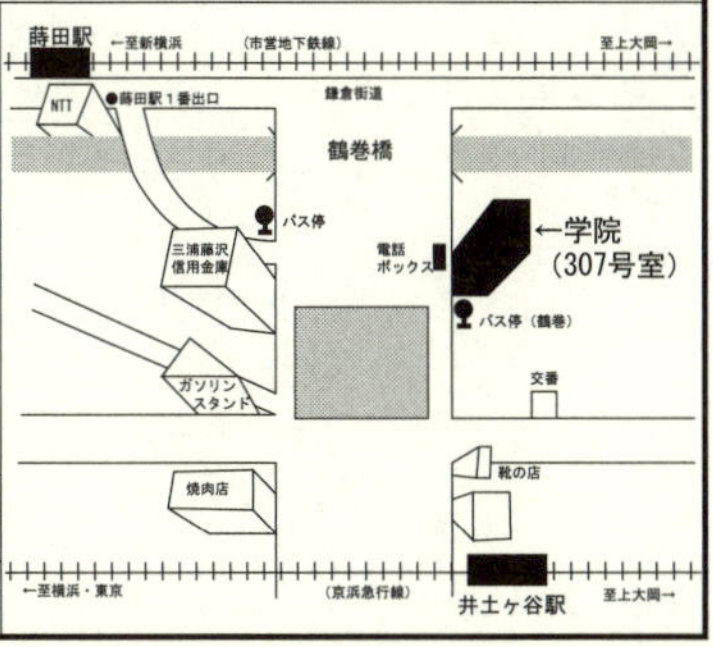

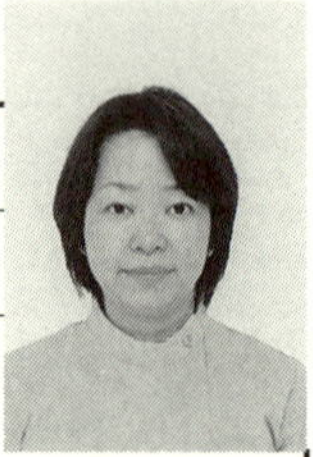

治療院名　リラクゼーションスペース　ピエルナ

治療師名　今野真由美

治療師経歴（資格取得年）

1999年日本リフレクソロジー協会認定
2001年より自然波動法学院にて波動法、整体術を学ぶ
2002年日本コステティック協会認定
2004年英国 IFA 認定アロマセラピスト

主として扱う病気

肩や腰などのこり・体のむくみ・不眠・女性特有の症状・美容全般

治療法

症状に合わせて、上記の手技を組み合わせ、オリジナルのメニューを作成し施術しております。

治療の特徴

波動を流しながらの整体、アロマテラピー、リフレクソロジー（足裏健康法）など。—安らぎの空間を提供しています—

診察日：月～土曜日　休診日：日・祝日
診療時間：10：00～21：00
予約制：有り
往診：
住所：〒231-0033
横浜市中区長者町９—149— 4
ダイアパレス伊勢佐木町１Ｆ

☎ 045(253)2127　携帯 090-5527-2889
FAX 045(253)2127　http://www.pierna-ivy.com
mail Pierna_ivy@yahoo.co.jp

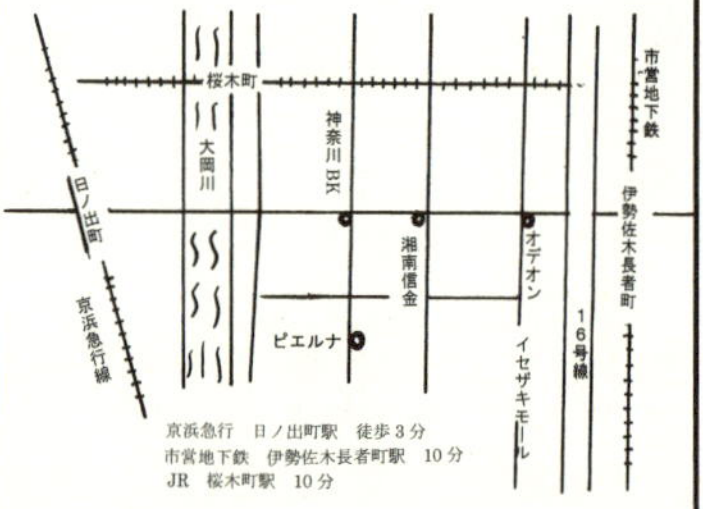

治療院名　ししど指圧鍼灸院

治療師名　宍戸正博

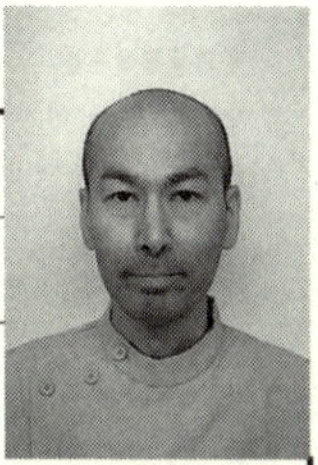

治療師経歴（資格取得年）

昭和63年　あんま・マッサージ・指圧師取得
平成元年　はり師・灸師取得
平成12年　ししど指圧鍼灸院開院
（社）神奈川県鍼灸マッサージ師会員
家庭医学協会普及員　自然波動法学院40期生修了

主として扱う病気

運動器疾患（首・肩・腰・膝・足首）
疼痛・こり・不定愁訴（内臓性）・自律神経失調

治療法

指圧・はり・灸・骨盤調整・フレッシャー・自然波動法

治療の特徴

不安愁訴に対して肝、腎、脾、丹田、足心の基本５ヶ所を中心に診て、総合力を以って健康回帰を促す。気の過不足の調整。

診察日：月曜､第２･第４日曜以外の日
診療時間：９：00～12：00　14：00～20：00(平日)
９：00～12：00　14：00～18：00(土･日)
予約制：有り
往診：有り
住所：〒245-0016
横浜市泉区和泉町4799　コーワハイツ101

☎ 045(801)4401	携帯
FAX 045(805)4953	http
mail	

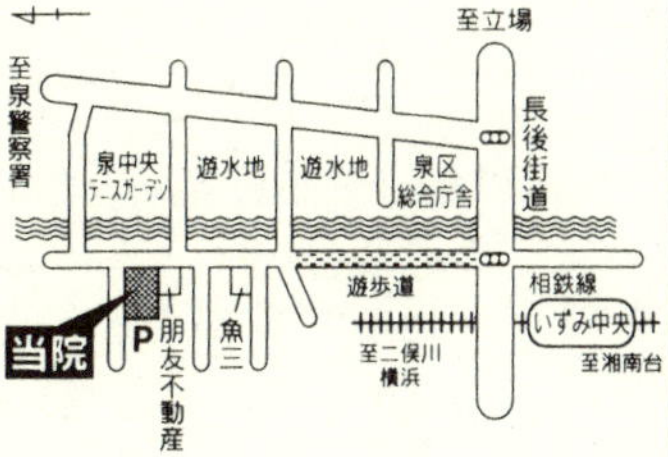

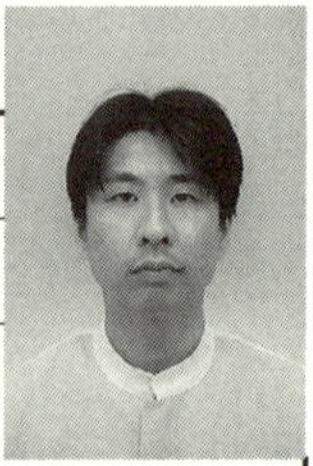

治療院名　高倉治良院

治療師名　高倉英一

治療師経歴（資格取得年）

平成元年　自然波動法学院卒業
平成九年　あん摩・マッサージ・指圧師（国家資格）
　　　　　取得
整形外科に勤務しながら、他の療術を学び退職後平成14年に開業

主として扱う病気

頭痛・肩こり・腰痛・膝痛などの痛みや、骨盤の歪みを中心とした骨格調整

治療法

ソフトな整体法と気による施術

治療の特徴

筋肉を強くもんだり、骨をバキバキすることは、かえって体を壊してしまうという考えから、当院では、やさしくゆらしたり、ソフトに触れたり、さすったり、または気を用いて体のバランスを整えていきます。物足りなく感じる方もいるようですが、今までの臨床経験から、もっとも安全で効果の高い方法であると確信しています。

診察日：月・火・水・金・土（木・日曜・祝日休診）
診療時間：9：00～19：00
予約制：有り
往診：無し
住所：〒226-0025
横浜市緑区十日市場町868－７
メゾンドマルシェ106

☎ 045(984)5503	携帯
FAX 045(984)5503	http
mail	

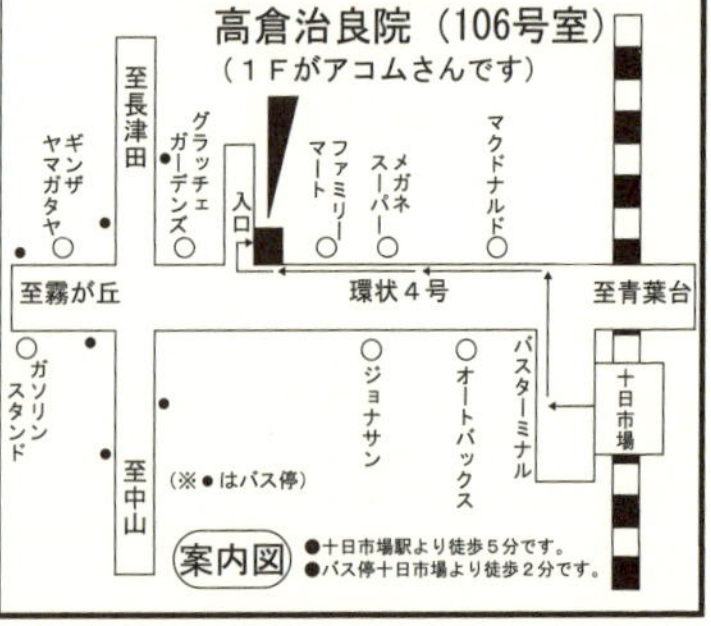

治療院名　髙徳庵

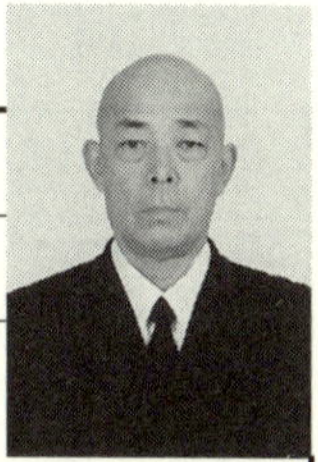

治療師名　筒井高徳

治療師経歴（資格取得年）

昭和58年　湘南鍼灸按摩指圧マッサージ専門学校卒業
平成３年　自然波動法学院卒業

主として扱う病気

ギックリ腰・腰筋痛・股関節痛・頸部痛・四十肩・膝関節痛・寝ちがい・全身疲労・自律神経失調症・座骨神経痛・骨盤矯正・Ｏ脚Ｘ脚矯正・脊柱側わん症

治療法

整体術法（操体法、筋系帯法、真向法）・指圧・按摩・マッサージ・吸圧法・座禅瞑想法・自然波動法

治療の特徴

骨盤、股関節及び全身の形態観察法を実施し歪みを矯正する無痛の整体療法である。全身の骨格、筋肉の正常化に伴い脊髄神経が本来の働きに目覚め、自律神経系の正しい機能機序により各内臓器を活発にして健康増進、身体強健を目的とする。

診察日：随時
診療時間：午前９：00～12：00
　　　　　　午後14：00～19：00
予約制：有り
往診：無し
住所：〒238-0111
　三浦市初声町下宮田263－９

☎ 046(889)3575　携帯 090-4009-6218
FAX 046(889)3575　http
mail takanori 53@docomo.ne.jp

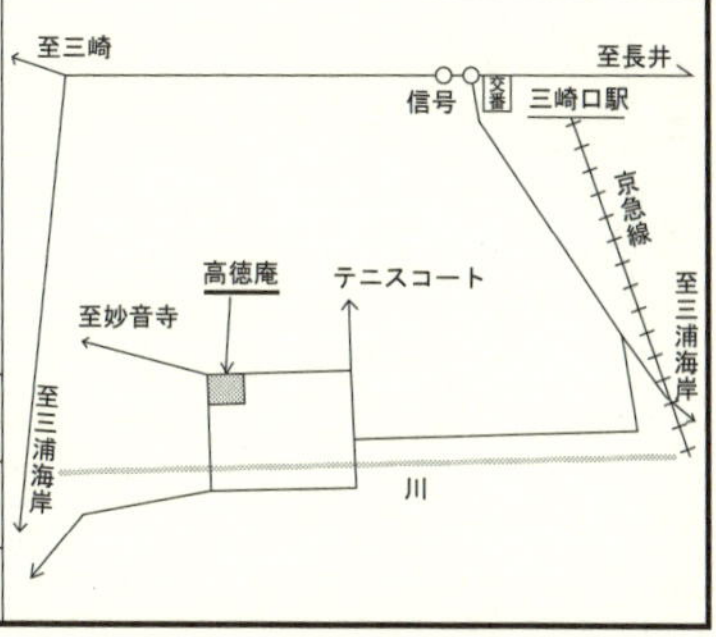

治療院名　セラピスト林

治療師名　林　春子

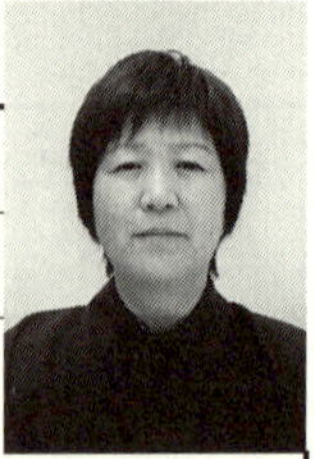

治療師経歴（資格取得年）

平成４年　臨床気功師
平成４年　総合健康法骨盤整体士
平成５年　自然波動法学院卒
平成11年　英国スピリチュアルヒーラ　心霊的治療

主として扱う病気

現代病・心身症・不眠症・自律神経失調症・慢性病・肩こり・腰痛・膝痛・その他の痛み・心の歪み・登校拒否・霊的障害など

治療法

自然波動法・矯正整体・足圧・手掌・温熱吸引・鎮魂・除霊など・ヒーリング（カウンセリング）

治療の特徴

多くの病気は心の歪みやストレスが原因となって現れていています。カウンセリングを行い、その方に合った治療法を行なっております。
初診料1,000円　施術料5,000円～

診察日：月曜日～土曜日
予約で日曜・祭日可
診療時間：10：00～21：00
予約制：完全予約制
往診：有り
住所：〒394-0084
岡谷市長地片間町１―11―34

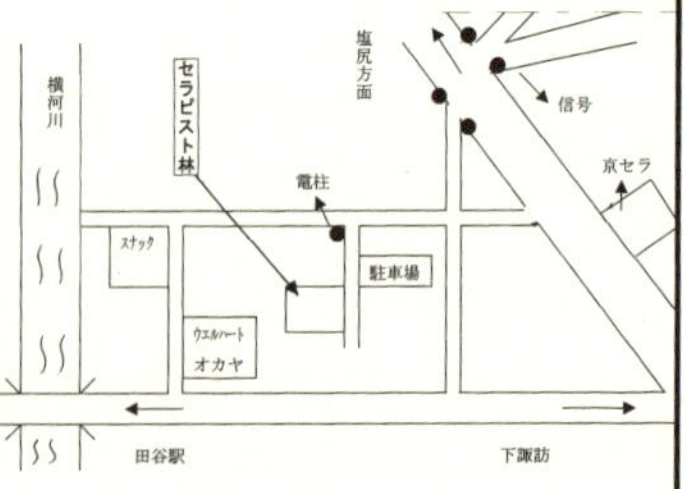

☎ 0266(27)3637	携帯
FAX 0266(27)3624	http
mail	

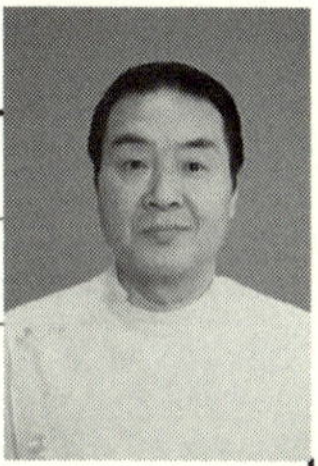

治療院名	八窪療法院
治療師名	八窪勝男

治療師経歴（資格取得年）

昭和45年　少林寺拳法にて整体習得
平成11年　自然波動法学院　自然波動法修了
平成12年　自然波動法学院　波動整体法修了

主として扱う病気

頭痛・歯痛・首・肩・背・腰・ひざ・足などの痛み
不眠・めまい・心の病（心身症、神経病、うつ病など）

治療法

波動整体・吸引・経絡足圧・操体・波動（気）

治療の特徴

手技療法を主とした整体療法を行い、お客様の痛みを元から治療し、軽減させ再発を防ぐことを目的とします。
波動（気）大自然から発せられる癒しのエネルギーで人間の自然治癒力を活性化させます。

診察日：月・水・木・金・土・日曜
診療時間：午前9時~12時　午後2時~6時(時間外も相談に応じます)
予約制：有り
往診：有り
住所：〒410-1304
静岡県駿東郡小山町藤曲313－1

☎ 0550(76)5457	携帯 090-4237-7398
FAX	http
mail	

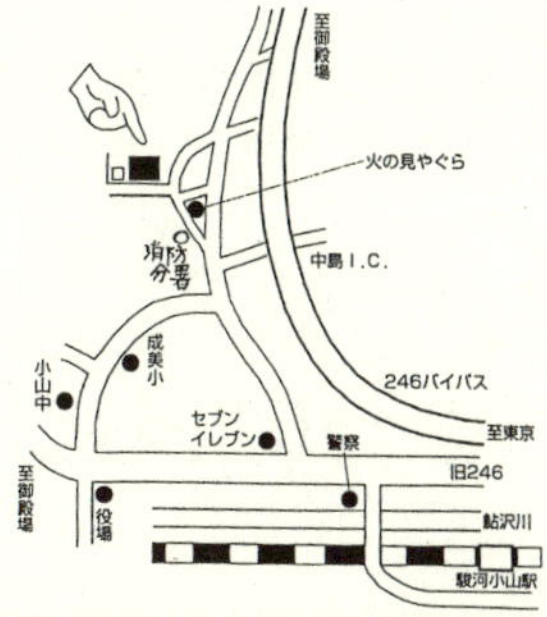

治療院名　まぶち指圧治療院

治療師名　馬渕喜数

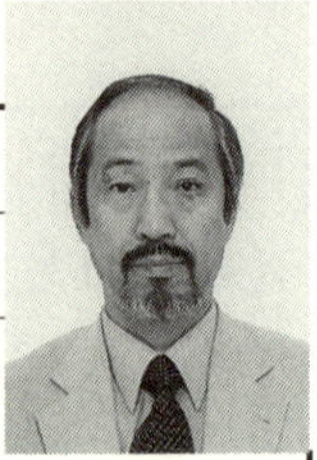

治療師経歴（資格取得年）

平成４年　自然波動法学院卒
平成11年　仏眼鍼灸理療学校卒

主として扱う病気

肩こり・腰痛・頭痛・その他
原因不明の病気・霊障

治療法

手技療法・波動法

治療の特徴

その方の症状に合わせた心身の調整、特に病気疲労の回復と予防を助け、健康の増進に心がけて施療しています。また、霊障によって引き起こされています身体の不調和にも多くの実績を上げています。

診察日：月・木・土曜日（指圧治療）
火・金曜日（波動治療）休診日：水・日曜日
診療時間：9：00～19：00
予約制：有り
往診：無し
住所：〒525-0037
草津市西大路町10－27　太陽ハイツ西大路102

☎ 077(562)6025	携帯 080-3779-0705
FAX 077(562)6025	http
mail	

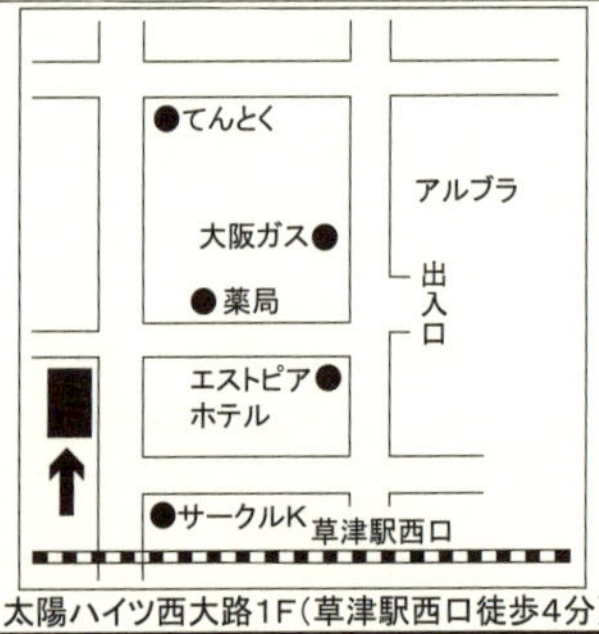

太陽ハイツ西大路1F(草津駅西口徒歩4分)

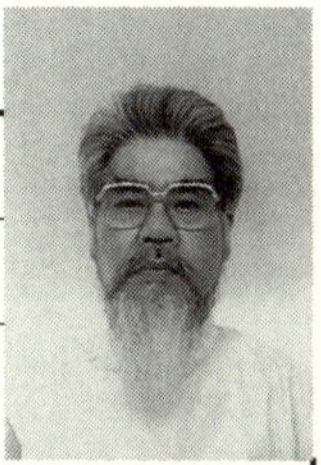

治療院名　整体ルームひげ

治療師名　萱村安紘

治療師経歴（資格取得年）

平成７年　自然波動法学院卒
平成12年　日本整体療術学院卒、日本整体師協会認定
現在レイキヒーリング協会認定、霊気マスター霊気指導者認定、PNF 整体、固有受容性神経筋促通療法

主として扱う病気

病に限定なし。肉体的な痛みも、内臓の疾患も、精神的な愁いも

治療法

気功・ソフト整体・中国整体・内臓整体・頭蓋仙骨・カイロプラクティック（子供から老人まで出来るカイロです）・レイキ波動法・霊気・湿熱療法・低周波療法・リンパ整体・操体法

治療の特徴

痛い所が悪い所とはかぎらない。肉・肉骨格系及び内臓の疾患なのか、それとも他の所の反射なのか身に聞きながら、患者とのコミニケーションも取りながら、根本原因を追求、治療方法を定めて行く。

診察日：緊急の場合は毎日
診療時間：9：00～21：00
予約制：有り
往診：有り
住所：〒547-0001
大阪市平野区加美北６－１－６

☎ 06(6794)1450	携帯 090-9692-4065
FAX 06(6791)6361	http
mail	

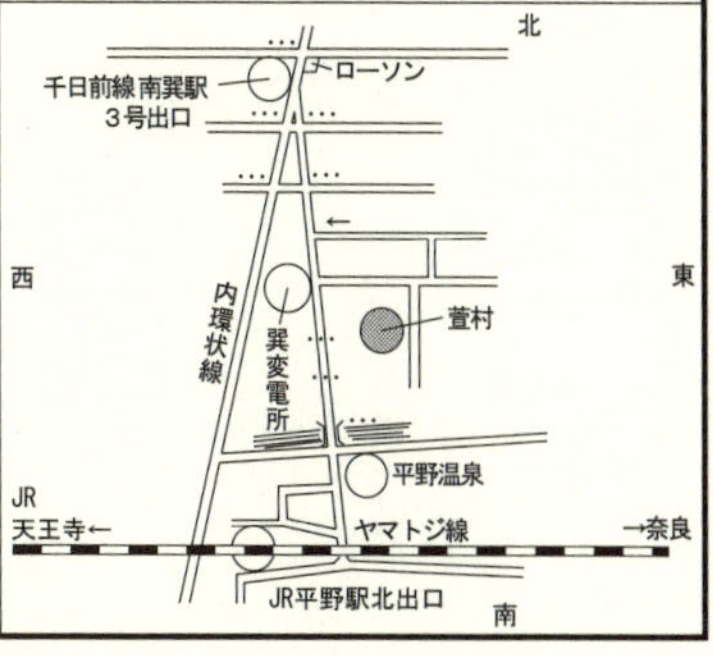

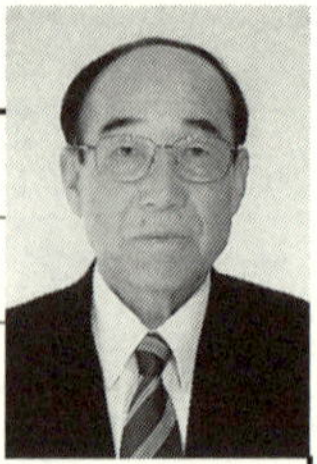

治療院名	自然波動法・気功院
治療師名	喜田一夫

治療師経歴（資格取得年）

平成７年８月　ダイナミックキネシオン療法基本講座修了
平成７年12月　自然波動法全課程修了
平成10年４月　現代霊気ヒーリング協会霊気指導者認定
平成７年より気功法の指導に携り現在に至る

主として扱う病気

肩こり・腰痛・関節痛・心の悩み

治療法

自然波動法、霊気法、気功法を取り入れた療法・ゲルマニウムを使うキネシオン療法・自身で行う気功体操（動功）

治療の特徴

自然波動法で自然治癒力と潜在意識の能力を引き出し、症状にぴったりあった気功法と、感情の使い方の指導により健康になる効果的な療法を行います（但し気功参加者に限ります）。

練功日：土曜日・日曜日、7：00～8：30
診療時間：練功終了後9：00～12：00　13：00～16：00
出張専門
住所：〒578-0932
東大阪市玉串町東１―４―40

☎ 0729(62)8477	携帯 090-3996-5006
FAX 0729(62)8477	http
mail	

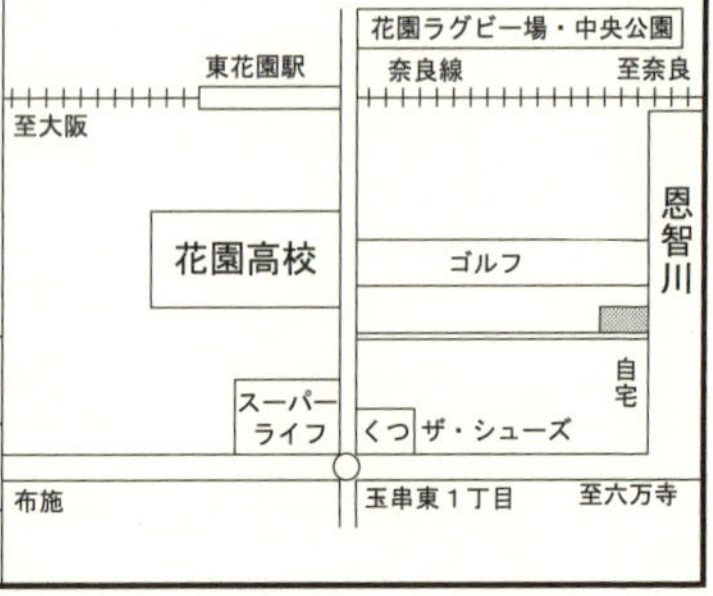

治療院名　西郡山接骨院

治療師名　米本徳雄　米本久仁代

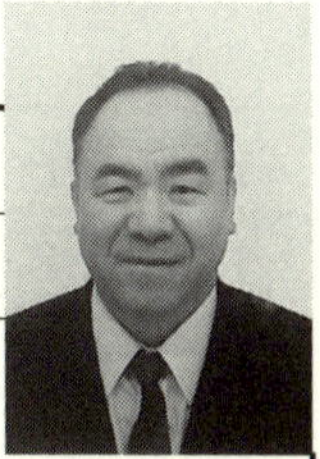

治療師経歴（資格取得年）

米本徳雄（柔整師）　関西鍼灸柔整専門学校卒
自然波動法学院卒
1980年　西郡山接骨院開業
1984年　柔道整復師専科教員
米本久仁代（鍼灸師）東洋明治鍼灸専門学校卒

主として扱う病気

スポーツ外傷、慢性疾患

治療法

自分の怪我を通して古来よりの伝統医学に触れ西洋医学、東洋医学の治療法を取り得て、クライアントにあった治療プロセスを大切にしています。

治療の特徴

クライアントの痛みに応える治療。

診察日：月・火・水・金・土曜日
診療時間：午前9時～11時30分
午後4時～7時
予約制：有り
往診：無し
住所：〒639-1041
大和郡山市満願寺630－1

☎ 0743(52)1648	携帯
FAX 0743(52)2309	http
mail	

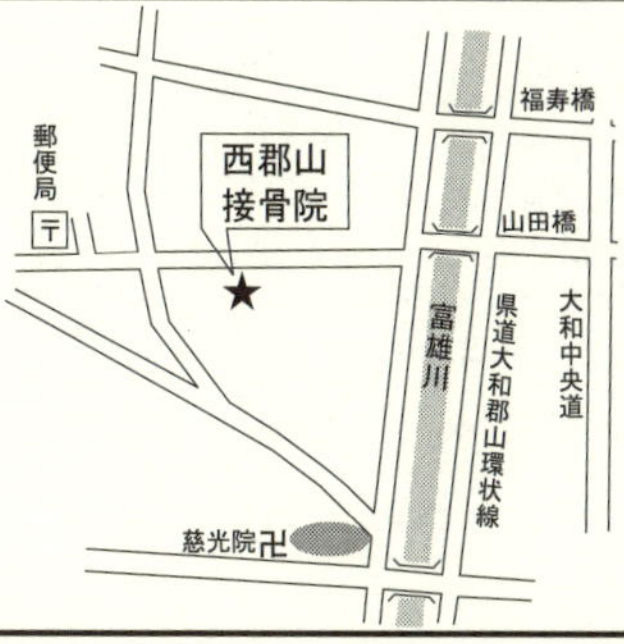

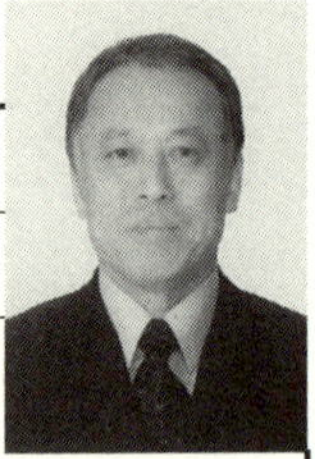

治療院名　整体シゲル

治療師名　茂　次弘

治療師経歴（資格取得年）

平成４年　（社団法人）全国療術師協会認定員
平成５年　自然波動法学院卒

主として扱う病気

腰痛・肩こり・姿勢一般（身体の歪みの矯正）
心身症・その他

治療法

整体・矯正・自然波動法・オンサ（セラピー）療法・交流磁気治療器体験・ホームドクター養成講座

治療の特徴

あなたに最適な方法で、身体の痛みと心の痛みをとる治療とケアをいたします。安全で安心できる整体。そして、あなたの痛みが分かる治療院を目指しております。お気軽にお立ち寄りください。

診察日：月～日曜日
休診日：祝祭日
診療時間：9：00～21：00
予約制：有り
往診：有り
住所：〒855-0854
島原市萩が丘２丁目5717

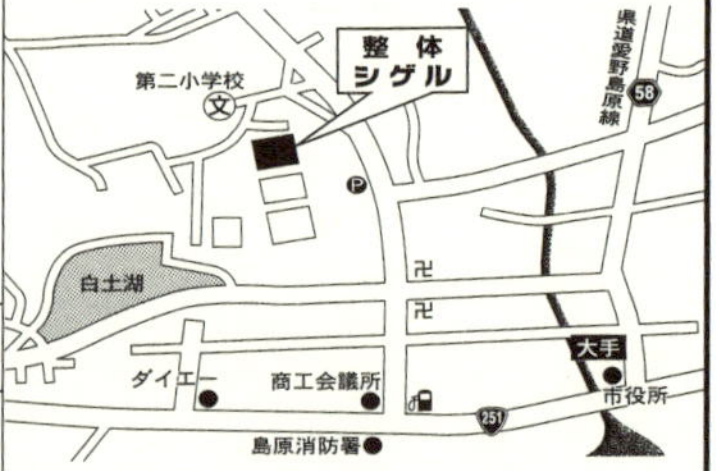

☎ 0957(64)5012	携帯 090-1582-1040
FAX 0957(64)5012	http
mail	

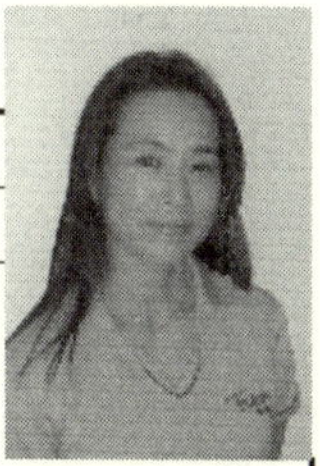

治療院名　フューチャーセラピーマッサージ アンド デイスパ

治療師名　松本淑子

治療師経歴（資格取得年）

1995年　自然波動法学院卒

1998年　ヴェローナ セラピーアンドビューティーアカデミー
　　ディプロマ オブ アロマセラピー
　　ディプロマ オブ レメディアル ボディーマッサージ
　　ディプロマ オブ レメディアル ボディーセラピー

2001年　エステティックアロマセラピーマッサージ
　　ディプロマ オブ ビューティーセラピー（栄養学を含む）

主として扱う病気

心と身体の不調和から引き起こる、さまざまな病気など

治療法

きめ細やかなカウンセリングを行い、痛みなど、不調和から引き起こしているところを確認して原因の探求に努め、ホリステティックな視点からの治療を施しています。
自然波動法、Quantum Touch テクニック応用、各種マッサージ、整体、操体法など、またNLPの原理を使って深層無意識の領域にアプローチ。

治療の特徴

緑と紺碧の青空に映える雄大なゴルフ場の中にあるクリニックサロン（4スターホテル内）なので、とてもリラックスできる環境にあります。また、個人治療のための小さな空間は、清潔感と元気を引き出す色調になっています。マッサージテーブルに横たわり、全身リラックスの状態を導き治療を行なっています。

診察日：月・火・水・木・金・土・日曜日
診療時間：9：00～18：00
予約制：無し
往診：有り
住所：Futuretherapy Massage & Day Spa in Radisson Resort Gold Coast, Palm Meadows drive, Carrara, Gold Coast, QLD 4211 Australia

☎ 日本からの場合 国際電話 0011−61(国番号)-7-5555-7740
オーストラリア内 市外局番 07-5555-7740、日本語専用 07-5579-8388

FAX 07(5520)2471　web www.futuretherapy.com.au

mail future@onthenet.com.au

小室昭治（こむろ・しょうじ）
1944年福島県生まれ。海上自衛隊に18年間在籍、その内10年間を潜水艦乗組員として勤務。日本拳法を通じ殺法と活法を学ぶ。
1983年治療の道に入る。1988年自然波動法を生み出す。
日本拳法連盟誠心館館長。
著書『心身を癒す自然波動法 増補改訂』『心身を癒す自然波動法II』（元就出版社）
DVD『小室昭治　自然波動法 VOL. 1～VOL. 3』（クエスト）を出版。

連絡先、治療室・学院への問い合わせ
〒232-0052　神奈川県横浜市南区井土ヶ谷中町44―3
L. M. W. R 307
TEL 045(721)3312
FAX 045(381)0523
E-mail:soyji926@fine.ocn.ne.jp
http://www.hadou-kikou.com

今世紀最大の波動

平成17年 6月25日　第1刷

著者　小室昭治
発行者　浜　正史
発行所　株式会社　元就《げんしゅう》出版社
〒171-0022　東京都豊島区南池袋 4-20-9
サンロードビル 2F•B
電話　03（3986）7736　FAX 03（3987）2580
振替　00120―3―31078
印刷所　中央精版印刷株式会社
※落丁・乱丁本はお取り替えいたします。

ISBN4-86106-026-5　C0077